BAHADORI, GÄCHTER, SIKORA

BERBERITZE

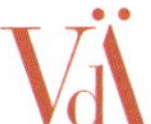

BABAK BAHADORI
AFSANEH GÄCHTER
BERNHARD SIKORA

Berberitze

RUBINROTE MEDIZIN AUS PERSIEN

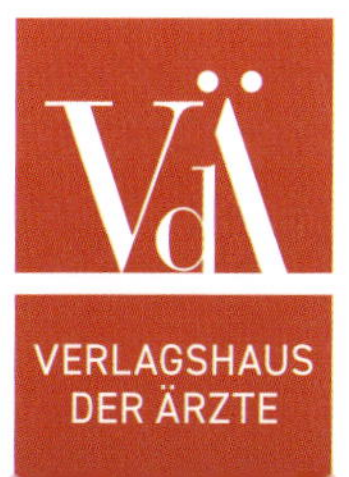

Impressum

www.aerzteverlagshaus.at
1. Auflage 2024

Aus Gründen der leichteren Lesbarkeit – vor allem in Hinblick auf die Vermeidung einer ausufernden Verwendung von Pronomen – haben wir uns dazu entschlossen, alle geschlechtsbezogenen Wörter nur in eingeschlechtlicher Form – der deutschen Sprache gemäß zumeist die männliche – zu verwenden. Selbstredend gelten alle Bezeichnungen gleichwertig für alle Geschlechter.

ISBN 978-3-99052-310-0

Umschlag: Verlagshaus der Ärzte, Irene Danter
Umschlagfoto: Getty Images (yraboter)
Grafik: Verlagshaus der Ärzte, Ing. Eva-Christine Lichtensteiner
Projektbetreuung: Hagen Schaub
Druck & Bindung: 2imPress s.r.o., 83104 Bratislava
Printed in Slovakia

Dieses Buch wurde mit den Schriften Abril, Leelawadee UI gesetzt.

Meinem Vater
Ardeshir Bahadori
gewidmet.

Vorwort

Willkommen auf einer Reise, die weit mehr ist als eine kulinarische Entdeckung oder eine einfache Aufzählung von Gesundheitstipps. Dieses Buch ist ein Kompendium, das Sie durch die faszinierende Welt der Berberitze führt – eine Pflanze mit tief verwurzelten Traditionen in den alten Kulturen des Orients und einer Vielzahl an Verwendungsmöglichkeiten, die von der Küche bis hin zu medizinischen Anwendungen reichen. In den folgenden Kapiteln spannen wir den Bogen von der altpersischen Geschichte bis zur modernen Forschung, um die vielen Gesichter dieser einzigartigen Pflanze zu enthüllen.

Die Berberitze, in der das Alkaloid Berberin vorkommt, steht für zahlreiche gesundheitsfördernde Wirkungen: Jene ihrer rubinroten Frucht werden derzeit in zahlreichen Studien untersucht. Sie unterstützt die Leberfunktion, hilft bei der Gewichtskontrolle und hat sogar das Potenzial, den Glykämischen Index zu stabilisieren. Ihre entzündungshemmenden Eigenschaften können sich positiv auf das Immunsystem und die Darmgesundheit auswirken. Darüber hinaus ist sie ein Geschmackswunder, das sich in der Küche sowohl für süße als auch für herzhafte Gerichte eignet.

Packen Sie Ihren metaphorischen Koffer und machen Sie sich bereit, die vielen Facetten der Berberitze zu entdecken: Von ihren gesundheitlichen Vorzügen über ihre kulturelle Bedeutung bis hin zu köstlichen Rezepten, die Ihre Küche bereichern werden.

Wir möchten darauf hinweisen, dass die in diesem Buch enthaltenen Informationen über die gesundheitlichen Vorteile und die Verwendung der Berberitzenfrucht auf wissenschaftlichen Quellen beruhen. Sie sind jedoch kein Ersatz für den Rat oder die Diagnose eines qualifizierten Arztes. Zahlreiche klinische Studien zeigen heute, dass die Berberitzenfrucht in bestimmten Fällen eine heilende Wirkung hat, jedoch nicht als Allheilmittel angesehen werden kann. Bei gesundheitlichen Problemen oder Beschwerden sollte immer ein Arzt konsultiert werden.

Die Verwendung der Berberitze ist seit Jahrhunderten tief in der persischen Küche und Heilkunst verwurzelt. Um eine sichere und wirksame Anwendung zu gewährleisten, muss jedoch der individuelle Gesundheitszustand berücksichtigt werden.

Gesundheit ist ein kostbares Gut. Deshalb sollten Sie die hier angebotenen Mitteilungen als Ausgangspunkt nehmen, um sich persönlich weiter zu informieren. Wir übernehmen daher keine Haftung für gesundheitliche Probleme oder Nebenwirkungen, die sich aus der Anwendung der in diesem Buch beschriebenen Methoden ergeben können.

Und noch ein wichtiger Hinweis: Der Begriff „Persien" ist historisch, die Landesbezeichnung „Iran" existiert im deutschsprachigen Raum erst seit 1935. In diesem Buch werden beide Bezeichnungen synonym verwendet.

Auf die gleichzeitige Verwendung männlicher, weiblicher und diverser Sprachformen wird aus Gründen der besseren Lesbarkeit verzichtet. Alle personenbezogenen Bezeichnungen gelten in gleicher Weise für alle Geschlechter.

Inhalt

Einleitung

von Babak Bahadori

In meiner Familie wird seit Generationen Medizin praktiziert. Mein Vater, ein Allgemeinmediziner, war stets bestrebt, eine Symbiose zwischen der westlichen Schulmedizin und den Lehren der Traditionellen Persischen Medizin (TPM) herzustellen. In der Tradition der persischen Ärzte vereinte er in seiner Praxis das Wissen beider medizinischer Welten auf harmonische Weise.

Mein Großonkel war einer der ersten Absolventen der medizinischen Fakultät der Universität Teheran, die in den 1930er Jahren gegründet wurde. In seine Fußstapfen traten mein Vater und fünf weitere Onkel, und so wurden wir zur dritten Generation von Ärzten in unserer Familie. Bereits in jungen Jahren wurden wir mit dem reichen medizinischen Erbe und der immensen Verantwortung, die dieser Beruf mit sich bringt, vertraut gemacht. Meine Großmutter pflegte mit einem Augenzwinkern zu sagen: „In unserer Familie ist ein freiwilliges Medizinstudium Pflicht." Mir scheint, dass es in Persien nie eine klare Grenze zwischen TPM und konventioneller Medizin gegeben hat. Schon Avicenna, persisch Abū Alī al-Husain ibn Abd Allāh ibn Sīnā, ehrwürdiger Meister der Medizin sowie Wegbereiter der modernen ärztlichen Praxis, schlug bereits im 11. Jahrhundert in seinen Werken eine wichtige Brücke zwischen den verschiedenen damals bekannten medizinischen Traditionen.

Dieses Buch präsentiert die integrative Vision meines Vaters, getragen von der festen Überzeugung, dass die Verschmelzung von Tradition und modernem Wissen der Schlüssel zur Förderung von Gesundheit und Wohlbefinden ist. Wir möchten sein Vermächtnis lebendig halten. Meine Familiengeschichte ist geprägt vom Austausch verschiedener kultureller und geografischer Einflüsse. Ein wichtiger Meilenstein war die Entscheidung dreier Onkel, ihr Medizinstudium im Ausland fortzusetzen: zwei in den USA und einer, der verstorbene Sirus Parandian, in Österreich. Seine Berichte über Persönlichkeiten wie Sigmund Freud und Karl Landsteiner erweiterten meinen Horizont und schärften meine Wertschätzung für die Beiträge der *Wiener Medizin.* Diese Erfahrungen führten dazu, dass meine Familie mich „freiwillig" zum Medizinstudium nach Österreich schickte. Eine Entscheidung, für die ich dankbar bin, denn sie hat mein Leben entscheidend geprägt.

Während meines Studiums fragte ich mich immer wieder, wie sich die Errungenschaften der westlichen Medizin mit der TPM vereinbaren lassen könnten. Durch vertiefte theoretische Studien und gewonnene praktische Kenntnisse erkannte ich letztendlich, dass die Grenzen zwischen den beiden Wissenssystemen gar nicht so starr sind. Zwei Themen, die mich während meines Studiums und darüber hinaus beschäftigten, waren und sind noch immer Übergewicht und Stoffwechselerkrankungen. Die Ergebnisse meiner Studien führten im Jahr 2001 zur Veröffentlichung des Buches *Die 7 Schritte zum Gleichgewicht*. In diesem Werk beleuchte ich das Thema Stoffwechsel aus unterschiedlichen medizinischen Perspektiven. Als der japanische Zellbiologe Yoshinori Ōsumi im Jahr 2016 den Nobelpreis für Physiologie bzw. Medizin für seine bahnbrechenden Entdeckungen im Bereich der Autophagie erhielt, sah ich darin eine Bestätigung meiner eigenen Forschungsansätze. Diese Anerkennung von Ōsumis Arbeit verstärkte mein Bestreben, die TPM mit der westlichen Medizin zu verknüpfen.

Letztendlich führte mich dies zu der zentralen Frage, ob möglicherweise eine Lücke oder ein „Missing Link" in meinen theoretischen Überlegungen existierte. Nach und nach kristallisierte sich heraus, dass die Insulinresistenz eine zentrale Rolle etwa bei Fettleibigkeit, Diabetes, Krebs und Herz-Kreislauf-Erkrankungen spielt. Meine Überzeugung, dass 16-stündiges Heilfasten die Insulinresistenz reduzieren kann, ließ mich nach einer natürlichen Lösung suchen.

Diese Suche hat zu einem tiefen Wissensaustausch mit meinem Vater und Mentor geführt. Einmal fragte ich ihn, wie es vor etwa 60 Jahren in Persien war, als es noch kaum Medikamente gegen Blutzucker- und Stoffwechselerkrankungen gab. So teilte er mit mir sein Wissen und seine Erfahrungen mit pflanzlichen Behandlungsmethoden. Dies weckte mein besonderes Interesse an der traditionellen Pflanzenheilkunde Persiens. Klinische Untersuchungen deuten inzwischen darauf hin, dass die Antwort auf meine Frage oft in den natürlichen Ressourcen eines Landes liegen könnte, in dem Ärzte schon vor der Entdeckung der Autophagie das Fasten als Heilmethode einsetzten.

In weiteren Gesprächen erzählte mir mein Vater unter anderem, dass er in seiner Praxis, inspiriert von den Lehren Avicennas, die Berberitze zur Behandlung verschiedener Beschwerden einsetzte. Die damaligen Arbeitsbedingungen erlaubten es ihm jedoch nicht, formelle Forschungen zu diesem Thema zu initiieren. Seine jahrelangen Erfahrungen in der Behandlung von Menschen mit pflanzlichen Arzneimitteln waren wie ein Wegweiser, mich ebenfalls mit der Anwendung der Berberitze in der TPM zu befassen. Dabei stellte sich heraus, dass es mittlerweile sogar zahlreiche wissenschaftliche und klinische Studien gibt, die die Wirksamkeit von Berberin, dem Hauptalkaloid der Berberitze, beschreiben. Bemerkenswert ist in dem Zusammenhang auch die hohe Wertschätzung der Berberitze als Heilmittel in der traditionellen chinesischen und ayurvedischen Medizin.

Inspiriert durch erfolgreiche Anwendungen in meiner Praxis und gestärkt durch wissenschaftliche Evidenz, fühlte ich mich berufen, die Heilkraft der „rubinroten Medizin aus Persien“ einer breiteren Öffentlichkeit bekannt zu machen. Dieses Buch ist ein Beitrag zu einem sich rasant entwickelnden wissenschaftlichen Feld und eine Einladung, das Potenzial dieser einzigartigen Pflanze auch in Europa zu entdecken.

Zwei Personen haben mich beim Schreiben dieses Buches begleitet: die Medizinhistorikerin Afsaneh Gächter, die sich seit vielen Jahren mit der Geschichte der Medizin zwischen Österreich und dem Iran beschäftigt, und Bernhard Sikora, der gemeinsam mit mir dieses Projekt ins Leben gerufen und das Konzept für dieses Buch entwickelt hat.

Die Berichte über die Verwendung der Berberitze in traditionellen persischen Arzneimitteln wurden uns freundlicherweise von Frau Dr. Roja Rahimi, Direktorin der „School of Persian Medicine“ an der Universität Teheran, zur Verfügung gestellt.

Persien als Wiege der Zivilisation und Medizin

Um zu verstehen, warum die Pflanzenheilkunde und mit ihr auch die Berberitze im heutigen Iran noch immer eine große Bedeutung hat und auf welche kulturellen Traditionen dies zurückgeht, ist ein kleiner Ausflug in die lange Geschichte des Mittleren Ostens hilfreich.

Einen noch immer faszinierenden Blick auf alte Kulturen in Persien eröffnen die vielen atemberaubenden archäologischen Funde, die vor allem in den letzten etwa 200 Jahren gemacht wurden. Die Schätze der frühen Kulturen des antiken Persiens, die zunächst die Reisenden und Forscher aus Europa zutage brachten (und nicht selten raubten), füllen noch heute die Museen in vielen Städten der westlichen Welt. Diese Kunstwerke sind letztlich das beeindruckende Ergebnis einer kulturellen Entwicklung, die auf ein großes und sehr altes Erbe zurückblicken kann.

ELAM
– eine der ersten Hochkulturen der Menschheit

Bereits um etwa 3.000 v. Chr. bildete sich in Persien die faszinierende Kultur der Elamer (auch Ilamiden oder Elamiden genannt) als eine der ersten wichtigen Zivilisationen aus. Die Elamer, deren Existenz auch in der Bibel im Buch Genesis 10, 14 und 22 belegt ist, errichteten lange vor dem berühmten Turmbau zu Babylon die ersten Stufentempel (Zikkurate) in ihrer Hauptstadt Susa. Mit der Entwicklung einer eigenen Schrift trugen sie zu einer wichtigen Weiterentwicklung in der Menschheitsgeschichte bei. Eine frühe Verwaltungsform, blühende Handelszentren, eine hochstehende Dichtkunst, große Tempelanlagen und Götterstatuen prägten das Reich der Elamiden. Eine Besonderheit ihrer Kultur lag in der Bedeutung und Stellung der Frauen, die beispielsweise die legitimen Thronfolger bestimmten. Das Reich der Elamer erlebte eine lange Blüte, ehe es nach einer längeren Phase des Niedergangs im Jahr 646 v. Chr. von den Assyrern endgültig vernichtet wurde, wobei dessen zivilisatorischen Errungenschaften noch das erste persische Großreich der Achämeniden nachhaltig prägten.[1,2]

Am Rande sei hier noch erwähnt, dass auf Tontafelinschriften, die man der Bibliothek des assyrischen Königs Asurbanipal zuschreibt und aus der Zeit um 650 v. Chr. stammen, auch die Berberitze erwähnt wird und man ihr darin blutreinigende Eigenschaften zuerkannte.

DIE ACHÄMENIDEN
– Pracht und Prunk der Großkönige

Das erste antike persische „Weltreich“ entstand unter den Achämeniden (ca. 550 v. Chr. bis ca. 330 v. Chr.). Deren erster König Kyros I. einte die Meder und Perser und dehnte sein Reich nach Westen aus, wo er schließlich auch Babylon eroberte. Er vereinte in seinem Reich damit die damals wichtigsten Völker und Religionen in der Region. Der sogenannte Kyros-Zylinder, aufbewahrt im Britischen Museum in London, wird als die erste Charta des Völkerrechts bezeichnet.

Seine Herrschaft wurde von seinem Nachfolger, dem Großkönig Darius I., fortgeführt, der die Geschichte seines Aufstiegs in der berühmten Inschrift am Felsen von Bisutun zwischen Kermanschah und Hamadan (Ekbatana) verewigte. Es war kein Zufall, dass Darius I. als Ort für dieses Kunstwerk eine uralte Karawanenstraße auswählte, die Mesopotamien mit dem Hochland Ekbatana verbindet und weiter in Richtung Osten (China) verlief, wo sie auf die Seidenstraße traf. Auf den antiken Seidenstraßen wurden neben Gewürzen, (Heil)Kräutern, Medikamenten und Anästhetika auch Kultur, Weltanschauungen und Techniken zwischen den Völkern ausgetauscht. Die Achämeniden entwickelten unter anderem ein geniales Bewässerungssystem zur Versorgung des riesigen Reiches mit sauberem Wasser und förderten Wissenschaft und Kunst.[3, 4] Damit legten sie letztendlich auch den Grundstein für die weitere Entwicklung der Medizin in dieser Region.

Inschrift von Bisutun

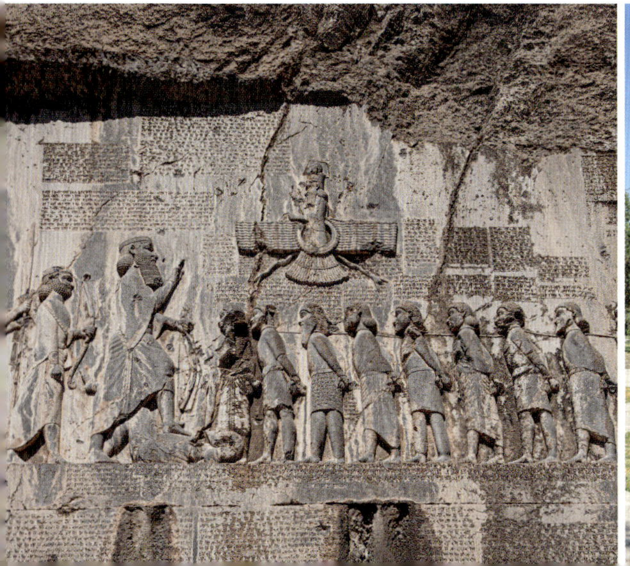

Samaniden-Mausoleum in Bucha

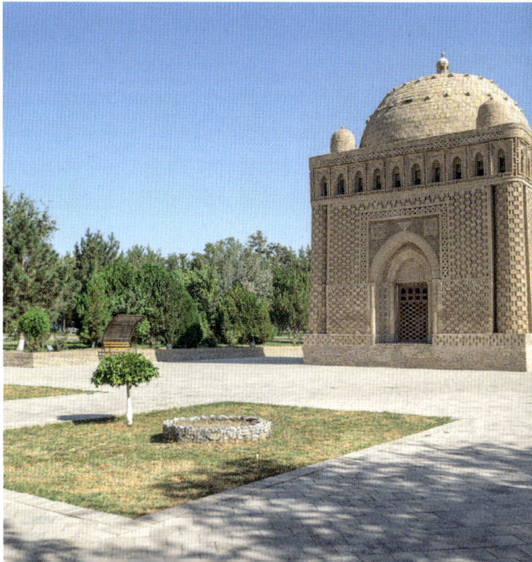

DIE AKADEMIE VON GONDISHAPUR
– Wissenszentrum der Sassaniden

Die erste kosmopolitische Bildungsstätte und das erste Krankenhaus der Welt wurden im 3. Jahrhundert n. Chr. in Gondishapur im Südwesten Persiens auf Befehl des Sassanidenkönigs Schapur I. gegründet. In der Akademie wurden Medizin, Philosophie, Theologie und Rechtswissenschaften gelehrt. Ärzte, die aus verschiedenen Ländern stammend die Akademie besuchten und das Wissen ihrer Heimat mitbrachten, veranlassten Übersetzungen von medizinischen Abhandlungen, darunter auch über die Kräutermedizin, etwa aus der griechischen, syrischen, indischen, chinesischen Sprache in die Pahlavi-Sprache (Mittelpersisch). Neben der Medizin wurden die Studenten auch in Fächern wie Mathematik, Astronomie, Philosophie und Astrologie ausgebildet. Unter der Herrschaft von Khosrow Anushiravan Dadgar (der gerechte König) erlebte die Stadt ihre Blütezeit. Das Krankenhaus und eine umfangreiche Bibliothek hatten großen Einfluss auf die medizinische Ausbildung im Sassanidenreich und beeinflussten auch benachbarte Regionen. Viele der dort tätigen Ärzte waren übrigens Christen.

Mit der muslimischen Eroberung Persiens, die 642 ihren Abschluss gefunden hatte, schwand allerdings der Einfluss der Lehranstalt und sie wurde im 10. Jahrhundert aufgelöst. Ihr Wissen ging hingegen nicht verloren, sondern wurde ins „Haus der Weisheit“ nach Bagdad überführt, das schon zuvor viele Gelehrte aus Gondishapur abgeworben hatte.[5]

Palast von Darius I. in Persepolis

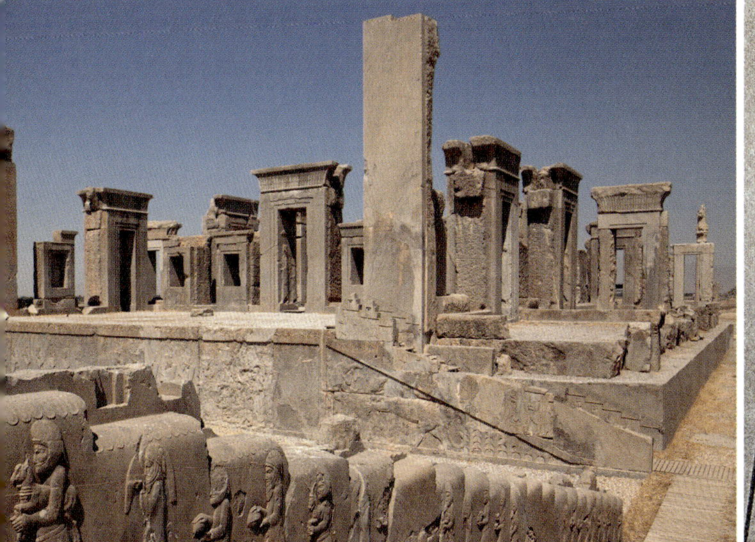

Darius I.
(Illustration aus dem 19. Jh.)

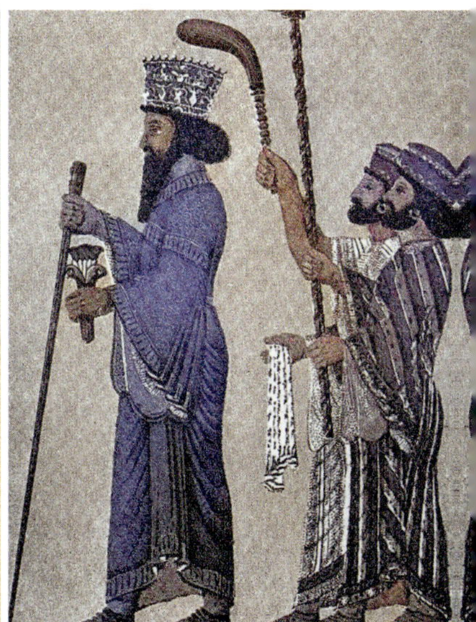

DAS GOLDENE ZEITALTER DER MITTELALTERLICHEN MEDIZIN

Das vom 8. bis ins 13. Jahrhundert reichende sogenannte Goldene Zeitalter der Medizin in der islamischen Welt beeinflusste in den folgenden Jahrhunderten auch im Westen das medizinische Wissen. Vorbild für das von den Abbasiden im 9. Jahrhundert in Bagdad gegründete „Haus der Weisheit" war die Akademie von Gondishapur, in der zahlreiche Gelehrte an Übersetzungen von griechischen (Hippokrates und Galen), römischen, aramäischen und indischen medizinischen Texten arbeiteten. Persische Gelehrte und Ärzte wie Rhazes und Avicenna spielten eine zentrale Rolle bei der Bewahrung, Erweiterung und Systematisierung des medizinischen Wissens bzw. für die Humorallehre (Krankheitslehre von den Körpersäften). Viele medizinische Werke, die in dieser Zeit entstanden, wurden später ins Lateinische übersetzt (wobei leider partiell auch eklatante Fehler passierten) und dienten den europäischen Medizinern der Renaissance als wichtige Quellen, die in vielen Teilbereichen den Grundstein für die moderne medizinische Praxis und Forschung in Europa legten, die mit der Etablierung der Zellularpathologie ihren Anfang nahm.[6]

AVICENNA UND DIE SÄKULARISIERUNG DER HEILKUNST

Ein Wendepunkt in der Entwicklung der TPM war der Aufstieg der Samaniden-Dynastie (892–999), einer persischstämmigen Herrscherfamilie, die rund zweihundert Jahre nach der arabischen Eroberung Persisch wieder als offizielle Hofsprache einführte. Das Reich erstreckte sich über das gesamte heutige Zentralasien, Afghanistan

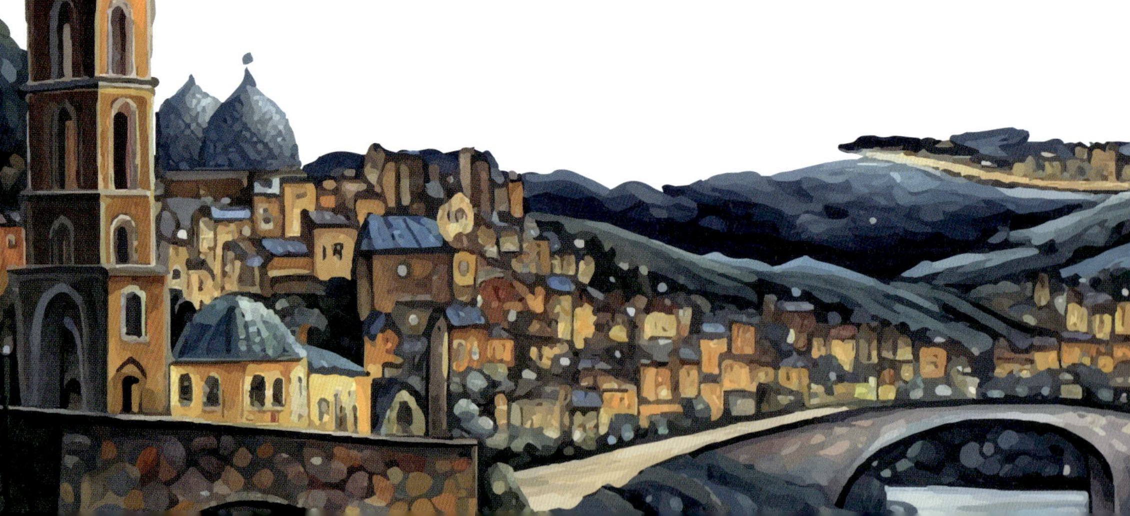

und Ostpersien. Die Samaniden regierten Transoxanien mit der Hauptstadt Buchara und gelten als Wegbereiter der persischen Renaissance. Die Veränderungen, die dieser Prozess mit sich brachte, betrafen alle Lebensbereiche: Politik, Kultur, Sprache, Wirtschaft, Wissenschaft und Bildung.[7] In diese Zeit wurde einer der bedeutendsten Mediziner aller Zeiten hineingeboren: Avicenna.

Abū Alī al-Husain ibn Abd Allāh ibn Sīnā (980–1037), im Westen bekannt als Avicenna, war ein Universalgelehrter par excellence. Er war einer der bedeutendsten Mediziner und Philosophen seiner Zeit, dessen Einfluss auf die islamische und europäische Medizin über Jahrhunderte anhielt. Im Westen als „Fürst der Ärzte" bekannt, verkörperte Avicenna den Höhepunkt der islamischen Renaissance und säkularisierte die Heilkunst seiner Zeit, indem er die Ursachen von Krankheiten als natürliche Vorgänge im Körper beschrieb. Avicenna wird der Geist Goethes und das Genie Leonardo da Vincis zugeschrieben.[8]

Avicenna wurde in der Nähe von Buchara geboren. Sein Vater hatte eine hohe Position in der Verwaltung der Samaniden inne und bemerkte schon früh den herausragenden Verstand seines Sohnes. Buchara war in jener Zeit die geistige Hauptstadt Persiens mit großen Bibliotheken und bedeutenden Gelehrten. Avicenna genoss daher eine für die damalige Zeit umfassende Bildung und war bereits im Alter von achtzehn Jahren sowohl in der Medizin als auch in der Philosophie bestens ausgebildet. Sein Ruf verbreitete sich schnell in Persien und darüber hinaus. Als der Sultan von Buchara, Nuh Ibn Mansour aus der Samaniden-Dynastie, schwer erkrankte, wurde Avicenna zu seinem behandelnden Arzt bestellt. Nach der erfolgreichen Genesung des Sultans erhielt er Zugang zur königlichen

Bibliothek und begann, die dort vorhandenen seltenen Manuskripte und einzigartigen Bücher zu studieren und so sein Wissen zu erweitern. Nach dem Niedergang der Samaniden-Dynastie ließ sich Avicenna in der Stadt Gorgān am kaspischen Meer nieder und verfasste neben seiner Lehrtätigkeit den ersten Teil seines bahnbrechenden medizinischen Werks *Kanon der Medizin* (Al Qanun fi al Tibb). Später übersiedelte er nach Ray in der Nähe Teherans, wo er neben seiner ärztlichen Tätigkeit etwa 30 wissenschaftliche Werke verfasste. Aufgrund von politischen Unruhen zog Avicenna schließlich weiter nach Hamadan (Ekbatana), wo er erneut einen Herrscher erfolgreich behandelte und zum Leibarzt des Sultans und zum Premierminister befördert wurde. Kurz darauf starb der Stadtherr von Hamadan und in den darauffolgenden politischen Wirren wurde Avicenna sogar zwischenzeitlich verhaftet. Während seiner viermonatigen Gefangenschaft verfasste er weitere medizinische und philosophische Schriften. Nach seiner Freilassung ging er nach Isfahan, wo er ein hochrangiges Ministeramt verliehen bekam und sich intensiv seinen Traktaten und wissenschaftlichen Werken widmen konnte. Avicenna starb 1037 im Alter von 57 Jahren und wurde in der Stadt Hamadan begraben.[5]

Avicennas Oeuvre umfasst zahlreiche Werke über Medizin, Philosophie, Astronomie, Geometrie, Theologie und Musik. Sein einflussreichstes medizinisches Werk ist der bereits erwähnte *Kanon der Medizin*, eine monumentale Enzyklopädie medizinischer Abhandlungen. In Anlehnung an die griechische Humoralphilosophie systematisierte er darin das damalige medizinische Wissen und erweiterte es um die Erkenntnisse aus seinen zahlreichen eigenen empirischen Beobachtungen und Experimenten. Nach Avicenna ist Medizin die Kunst, die Gesundheit zu erhalten und sie wiederherzustellen, wenn sie aus dem Gleichgewicht geraten ist. Der *Kanon der Medizin* wurde im 12. Jahrhundert ins Lateinische übersetzt und diente bis ins 18. Jahrhundert an vielen medizinischen Fakultäten des Abendlandes als Lehrbuch.[5]

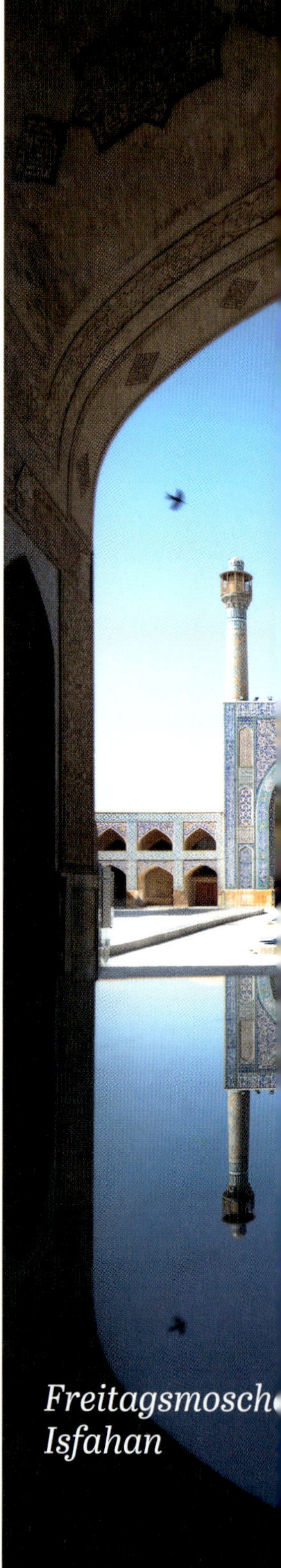
Freitagsmosch…
Isfahan

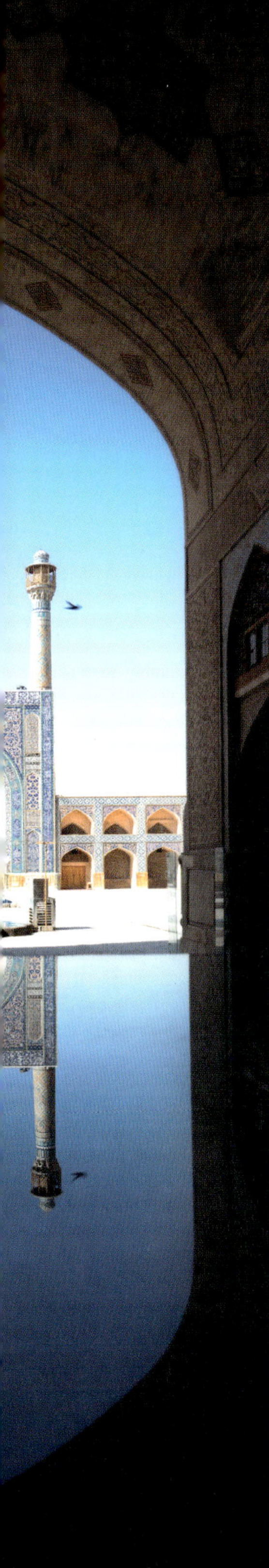

Es umfasst fünf Hauptkapitel:

- **Buch I:** Theorie der Medizin (Definition und ihr Verhältnis zur Philosophie, Elemente, Säftelehre und Temperamente, die Organe und ihre Funktionen, Ursachen und Symptome von Krankheiten, allgemeine Diätetik und Prophylaxe sowie allgemeine Therapeutik).
- **Buch II:** einfache Arzneimittel und ihre Wirkungen.
- **Buch III:** Pathologie (Krankheiten des Gehirns, des Auges, des Ohrs, des Rachens und der Mundhöhle, der Atmungsorgane, des Herzens, der Brust, des Magens, der Leber, der Milz, des Darms, der Nieren und der Geschlechtsorgane).
- **Buch IV:** Chirurgie; die Lehre von Fieber, Symptome und Prognose, Sedimente, Wunden, Luxationen, Gifte und Kosmetik).
- **Buch V:** Zusammenstellung von Arzneimitteln (Antidotarium).

Da sich Avicenna intensiv mit allen wichtigen medizinischen Erkenntnissen der damaligen Welt auseinandersetzte, in der die Pflanzenheilkunde einen zentralen Stellenwert hatte, befasste er sich natürlich auch mit der Berberitze und ihren Einsatzmöglichkeiten.[9]

Gemäß der Säftelehre stufte er die Berberitzenfrucht als kalt und trocken im Ende des dritten Grades ein und mischte sie Medikamenten bei, die gegen Leber- und Magenbeschwerden halfen sowie zur Behandlung von Gallenblase und Milz verwendet wurden. Wir werden später sehen, inwieweit sich dies mit den Erkenntnissen der modernen westlichen Medizin deckt.

Der US-amerikanische Schriftsteller Noah Gordon (1926–2021) verarbeitete die Lebensgeschichte Avicennas in seinem vielfach übersetzten Roman *Der Medicus* (Originaltitel: *The Physician*, 1986) und sorgte damit für eine weltweite Wiederentdeckung dieses großen, zuvor aber wohl nur noch einer kleinen Expertengruppe bekannten Arztes.

Die Traditionelle Persische Medizin

– die Kunst der Gesundheitserhaltung

Die TPM kann auf eine mehr als 4.000 Jahre alte Geschichte zurückblicken. Es handelt sich um ein medizinisches System, das alle Maßnahmen zur Vorbeugung, Diagnose und Behandlung verschiedener Krankheiten umfasst und auf eine Verbindung zwischen westlicher und östlicher Medizin zurückgeht, da die altpersischen Gelehrten auf das Wissen der griechisch-römischen Phytomedizin (Pflanzenheilkunde) zurückgriffen und dieses dann weiter ergänzten.

Eines der wichtigsten Behandlungsprinzipien der TPM ist die Berücksichtigung des Temperaments (persisch Mezadj) von Patienten, Krankheiten und Medikamenten. Temperament ist eine Eigenschaft, die allen Wesen im Universum – lebende und nicht lebende – zugeschrieben wird.

Die vier Elemente (persisch Arkan), also Feuer, Wind, Wasser und Erde, weisen jeweils spezifische Eigenschaften auf:

- Das Feuer ist heiß und trocken,
- die Luft heiß und nass,
- das Wasser kalt und nass und
- die Erde kalt und trocken.

Die vier Haupttemperamente sind

- Choleriker,
- Sanguiniker,
- Phlegmatiker und
- Melancholiker.

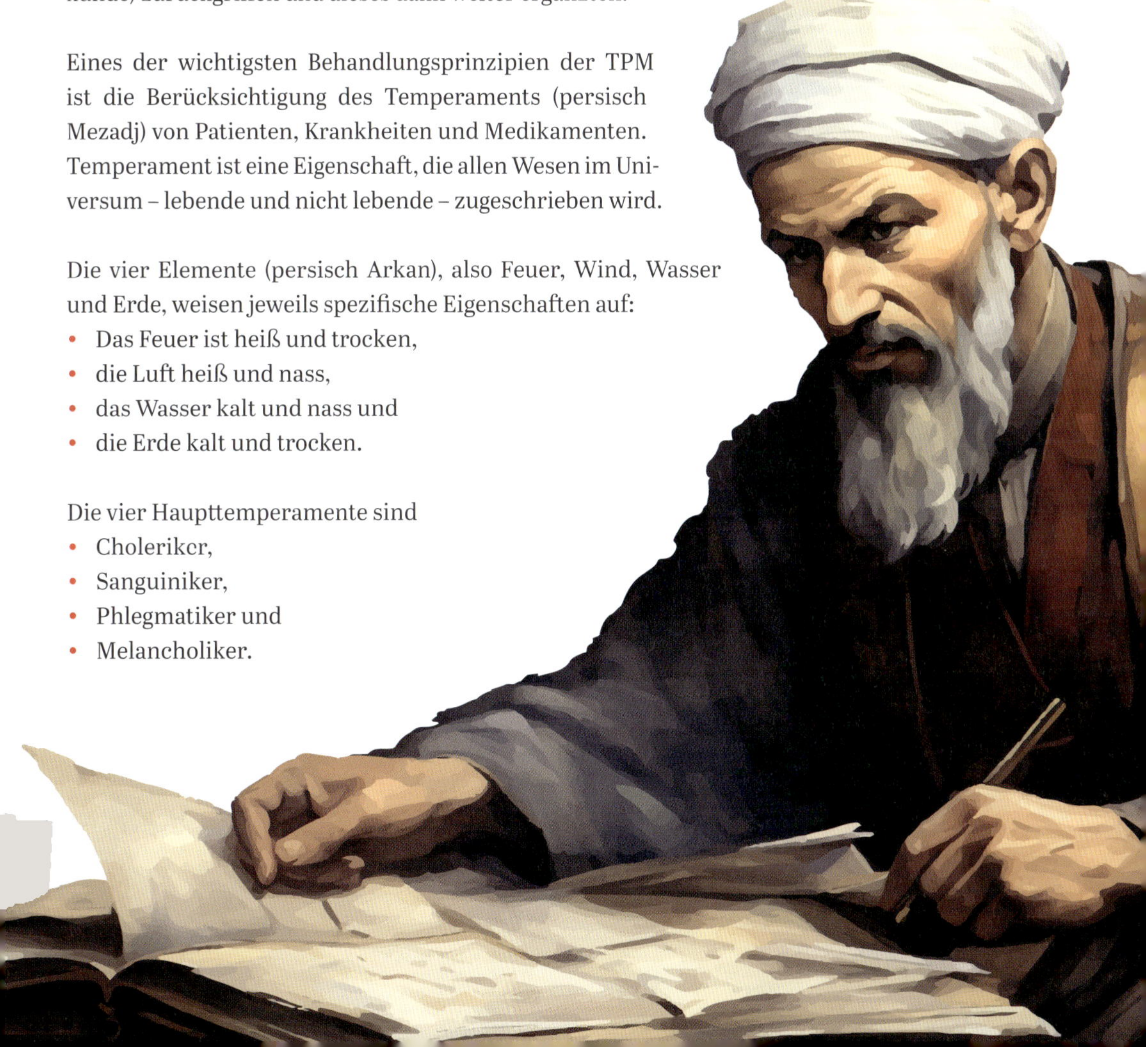

Die Elemente, ihre Qualitäten und Temperamente werden durch Säfteprinzipien (persisch Akhlat) bestimmt:

Element	Qualitäten	Temperament	Säfteprinzip
Feuer	Warm und trocken	Choleriker	Gelbe Galle
Erde	Kalt und trocken	Melancholiker	Schwarze Galle
Luft	Warm und feucht	Sanguiniker	Blut
Wasser	Kalt und feucht	Phlegmatiker	Schleim

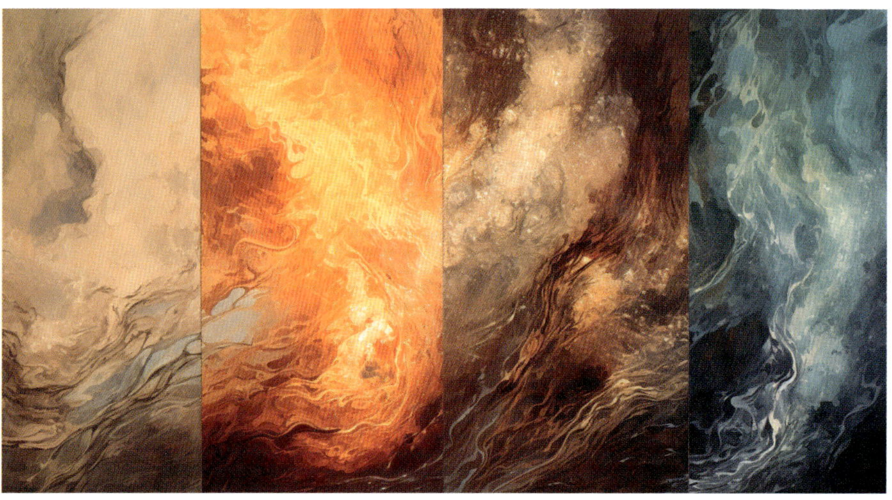

Die grundlegende Naturphilosophie der TPM erklärt Phänomene durch die beiden Paare gegensätzlicher Eigenschaften: Hitze-Kälte und Nässe-Trocken. Die Qualität der Säfteprinzipien beeinflusst Gesundheit und Krankheit beim Menschen. Die Eigenschaften aller vier Säfte ist bei jedem Menschen gegeben, jedoch mit individueller Gewichtung eines dieser Säfte. Jeder dieser Säfte (auch Kardinalsäfte genannt) muss sich im richtigen Gleichgewicht mit den anderen drei Säften befinden. Wenn das Verhältnis zwischen ihnen nicht stimmt, entsteht Dyskrasie. Daher ist die Kenntnis der Temperamente für Ärzte von zentraler Bedeutung und kann zu einer fundierten Diagnose über die Ursache einer Erkrankung und die Art der Behandlung führen. Das oberste Ziel in der TPM ist die Erhaltung der Gesundheit. Aus diesem Grund sind im Denkmodell des TPM verschiedene Verfahren zur Gesunderhaltung vorgesehen: Diätetik oder „art de vivre" (Grundsätze der Gesunderhaltung) ist weit mehr als das Anpassen der Ernährung. Sie umfasst Bereiche wie Luft, Essen und Trinken, Schlafen und Wachsein, Bewegung und Stille, Erhaltung und Ausscheidung (nützliche Stoffe sollen im Körper gehalten und schädliche ausgeschieden werden) sowie die Qualität des psychischen Zustands. Die Kunst der Diätetik besteht darin, die individuellen konstitutionellen Voraussetzungen zu erkennen und mit den individuellen Fähigkeiten und Lebensgewohnheiten in Einklang zu bringen. Ein wichtiger Aspekt ist die Ernährung und mit ihr das Wissen über humorale Qualitäten der Nahrungsmittel und Getränke, deren Kombination und Zubereitung. Die humoralen Elementarqualitäten der Nahrungsmittel werden in vier einfache und vier kombinierte Temperamente sowie ein ausgewogenes unterteilt:

Einfache	warm, kalt, feucht und trocken
Kombinierte	warm-feucht, warm-trocken kalt-feucht und kalt-trocken

Eine Differenzierung zwischen den Inhaltsstoffen (Feuchteprinzip) und der Qualität der Lebensmittel (Wärmeprinzip) ist bedeutsam. Das energetische Prinzip der Säftequalität ist wichtig für die vitalisierende Kraft der Nahrung. Das Vorhandensein eines Wärmeprinzips in den Nahrungsinhaltsstoffen macht sie zu wertvollen Lebensmitteln. Die Feuchtigkeit hingegen ist ein Maß für die Energiereserve und variiert je nach Lebensmittel und dessen Zubereitungsart. Die Lebensmittel werden in warme und kalte Eigenschaften unterteilt. Ein kaltes Nahrungsmittel benötigt immer mehr physiologische Wärme, um den Körper im Gleichgewicht zu halten. Warme Nahrungsmittel sind leicht verdaulich und werden in der Regel für Personen empfohlen, deren Temperament ein vermindertes Wärmepotential aufweist (Melancholiker und Phlegmatiker). Im Gegensatz dazu werden kalte Nahrungsmittel für Menschen empfohlen, die ein erhöhtes Wärmepotential aufweisen, wie z.B. Choleriker und Sanguiniker. Eine optimale Ernährung ist auf die individuellen Eigenschaften des Menschen abgestimmt. Die Art der Ernährung, die Dauer der Ruhepausen und die psychische Verfassung eines Menschen stehen unter anderem in direktem Zusammenhang mit seiner Stimmung, die für das Gleichgewicht zwischen Körper, Geist und Seele verantwortlich ist.[10]

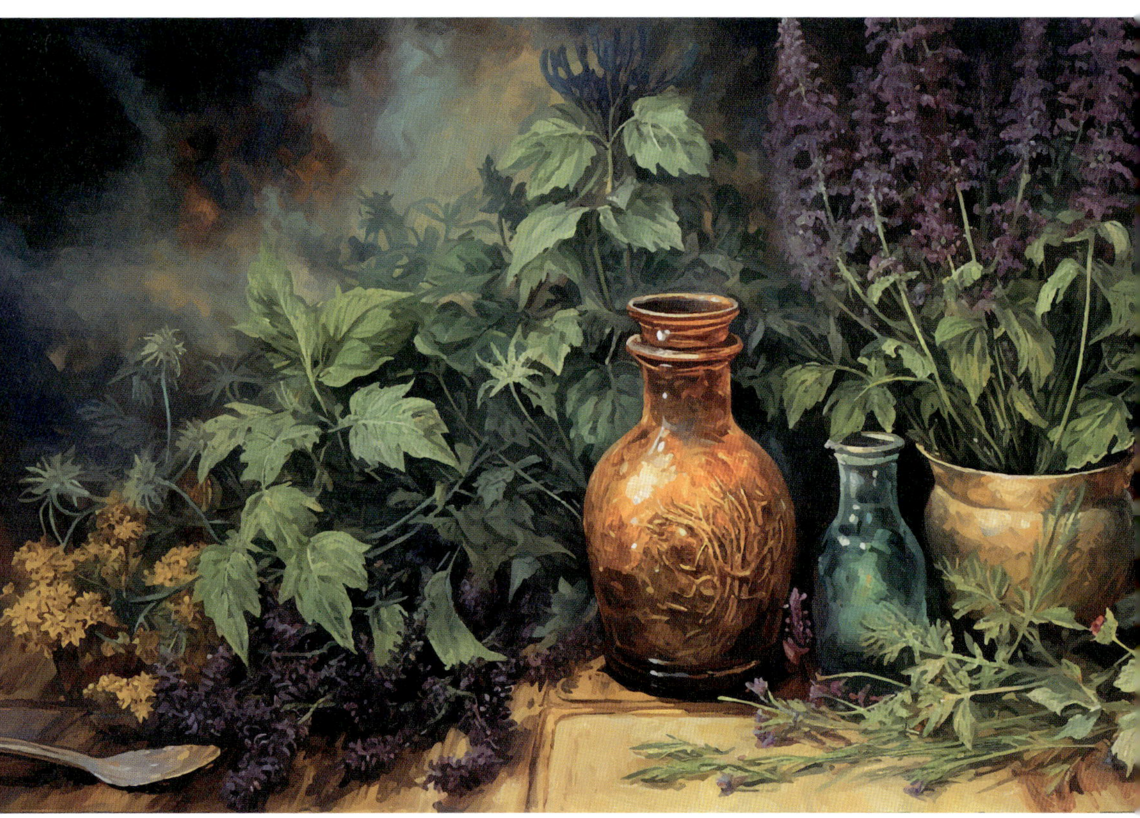

Die TPM berücksichtigt einen ganzheitlichen Behandlungsansatz. Sie betont das Gleichgewicht der Körpersäfte (Schleim, Blut, gelbe und schwarze Galle) und die Bedeutung der richtigen Ernährung, Lebensweise und pflanzlicher Heilmittel für die Erhaltung der Gesundheit und die Behandlung von Krankheiten.

Die TMP blühte während der Safawiden-Dynastie (16. bis 18. Jahrhundert) und der Qajar-Dynastie (19. Jahrhundert) in Persien weiter auf. In diesen Perioden wurden medizinische Schulen und Krankenhäuser gegründet und medizinische Enzyklopädien verfasst. Praktizierende der TPM sind als Hakims oder Unani-Ärzte bekannt. Sie stützen sich auf alte Texte, klinische Erfahrung und ein tiefes Verständnis für natürliche Heilmittel, um die medizinische Versorgung zu gewährleisten. Im 19. und frühen 20. Jahrhundert begann die westliche Medizin, das persische Medizinsystem zu beeinflussen. Die TPM blieb jedoch ein wichtiger Bestandteil des Gesundheitswesens, vor allem in der Alltagsmedizin, und wurde in die moderne medizinische Praxis integriert. Zudem sind einige Strukturen wie die Attaries (Kräuterläden) in den persischen Gesellschaften nach wie vor stark vertreten. Destillationen von Heilkräutern und Gewürzen sind in der Hausapotheke noch immer relevant.

In den letzten Jahren hat das Interesse an der TPM wieder zugenommen. Im Jahr 2007 wurde an der Medizinischen Universität Teheran die Fakultät für Traditionelle Persische Medizin (heute: School of Persian Medicine) gegründet und es werden Anstrengungen unternommen, traditionelle Heilpflanzen (Phytopharmaka) und Praktiken auf ihr Potenzial für die moderne Gesundheitsversorgung hin zu untersuchen und zu dokumentieren. Nach Abschluss des Medizinstudiums nach westlichen Standards können die Kandidaten vier Jahre lang in TPM, traditioneller Pharmazie und Medizingeschichte ausgebildet werden. In allen drei Fächern haben die Studenten die Möglichkeit zur Erlangung des Doktorgrades (Ph.D.).

Die TPM mit ihren tiefen historischen Wurzeln und ihrem ganzheitlichen Gesundheitsansatz ist also nach wie vor fester Bestandteil des iranischen Gesundheitssystems und Kulturerbes und bildet eine Brücke zwischen alter Wissenstradition und modernem medizinischen Know-how. Die TPM ist tief in den Wahrnehmungen und Empfindungen der Menschen verwurzelt. So haben persische Ärzte modernes medizinisches Wissen, Theorien und Methoden mit indigenen Modellen (kulturspezifische Überzeugungen und Traktate) verbunden und in der Praxis angewandt.[11]

TRADITIONELLE HEILMITTEL AUS PERSIEN

Einer der wichtigsten Bereiche der TPM ist die Behandlung mit natürlichen Arzneimitteln: Heilpflanzen, Mineralien und tierische Substanzen. In der TPM werden die Temperamente der Arzneimittelwirkungen in der Beschreibung der Materia Medica festgelegt. Aber auch andere Eigenschaften der Arzneimittel, wie ihre Wirkungen, die Krankheiten und Organe, auf die sie wirken, ihre Nebenwirkungen und die Dosierung sind wichtige Bestandteile der Behandlungsstrategien. Im heutigen Iran gibt es etwa 6.000 Heilpflanzen. Offiziell werden etwa 1.000 Pflanzen in der Pharmazie verwendet und weitere Arten von der lokalen Bevölkerung auf der Grundlage ihres ethno-botanischen Wissens eingesetzt.[12] Und hier sind wir nun bei der Berberitze angekommen, denn sie zählt zu diesen wichtigen Pflanzen, die medizinisch genutzt werden.

Die Berberitze – Botanik und pharmakologische Wirkungen

Die Berberitze (*Berberis vulgaris*), aus der Familie der Berberidaceae, ist seit der Antike in Persien heimisch. Die kernlose Frucht wird heute vor allem in den südlichen Regionen von Khorasan – im Nordosten des Iran – geerntet. Das ursprüngliche Anbaugebiet der Berberitze ist das historische Dorf Afin, weitere wichtige Gebiete finden sich in der Umgebung der Städte Qain und Birdjand.

Die ausgewachsene Berberitze gehört zu den widerstandsfähigen Bäumen, die auch mit sehr kargen Böden und sogar salzhaltigem Wasser klarkommen und dennoch Früchte tragen können. Sie kann somit nicht nur in sonst wenig fruchtbaren Gebieten Erträge erzielen, sondern auch zum Schutz und zur Verbesserung der Böden in diesen Regionen beitragen. Als frisches Lebensmittel wird die Berberitze aufgrund ihres säuerlichen Geschmacks kaum genutzt, aber getrocknet ist sie in der persischen Küche seit langem eine sehr beliebte Zutat.

Die Berberitze ist seit der Antike auch für ihre heilenden Eigenschaften bekannt. Berberin, ein alkaloidhaltiger und in höheren Dosen auch giftiger Bestandteil der Pflanze, ist vor allem in den Wurzeln, den Wurzelausläufern, dem Stamm und der Rinde enthalten. In geringeren Dosen aber auch in der Frucht, und mit deren medizinischer Nutzung, die auch in der PTM zu finden ist[12], werden wir uns im Folgenden beschäftigen.

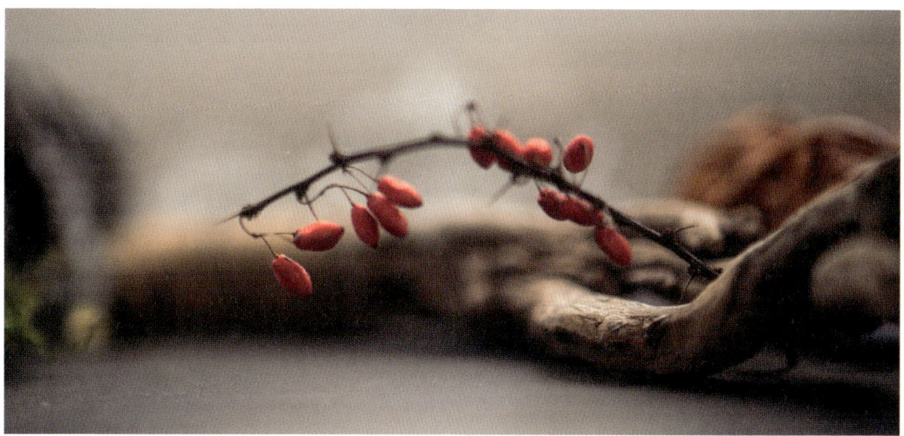

BOTANISCHE MERKMALE

Die Berberitze weist mehrere botanische Merkmale auf. *Berberis vulgaris* ist ein sommergrüner Strauch mit scharfen Dornen, der manchmal auch als kleiner Baum gedeiht. Der Stängel erreicht in der Regel eine Höhe von 1 bis 3 Metern und hat ein faseriges Wurzelsystem. Sie enthält verschiedene Arten von Benzylisochinolin, d.h. Naturstoffe aus der Gruppe der Isochinolinalkaloide. Durch den Gehalt an Berberin (Isochinolin) sind die Texturen des Pflanzengewebes gelblich. Die Blätter der Berberitze sind klein, oval und in Büscheln entlang der Stängel angeordnet. Sie sind typischerweise leuchtend grün, oft mit stacheligen Rändern. Die Blüten sind klein, blassgelb und erscheinen in hängenden Büscheln im späten Frühjahr bis zum Frühsommer. Sie haben eine ausgeprägte zwölfzählige Blüte (sechs äußere und sechs innere Sepalen) und einen angenehmen Duft. Die Frucht ist eine rubinrote oder dunkelviolette Beere, die oval und etwa 7 bis 10 mm lang ist.

ÖKOLOGISCHE BEDINGUNGEN

Um ausreichend Früchte tragen und somit einen hohen Ertrag erzielen zu können, benötigt die Berberitze einen sonnigen Standort mit guter Luftzirkulation. Der Strauch ist windresistent und wird daher gerne auch als Zaun und/oder Windschutz verwendet. Warme Winde während der Blütezeit beeinflussen die Produktionsmenge und die Qualität der Früchte positiv. Da die Berberitze im Vergleich zu ähnlichen Obstbäumen oder Sträuchern auch mit widrigeren Bedingungen zurechtkommt, erwirtschaften die Bauern selbst in den eher unwirtlichen Regionen südlich von Khorasan mit ihr einen relativ hohen Ertrag im Verhältnis zum Wasserverbrauch. Der Netto-Bewässerungsbedarf liegt bei ca. 9.900 Kubikmeter pro Hektar.

Die Berberitze benötigt idealerweise leichte, lehmig-sandige Böden mit guter Wasserspeicherung. Sie gedeiht gut auf Kalk- und Kalksteinböden. Obwohl ältere Pflanzen gegen Wassermangel resistent ist, müssen neu gesetzte in den ersten drei bis vier Jahren je nach Bodenbeschaffenheit und Witterung alle sieben bis acht Tage bewässert werden. In späteren Jahren wird die Berberitze in der Regel alle 12 bis 14 Tage bewässert.

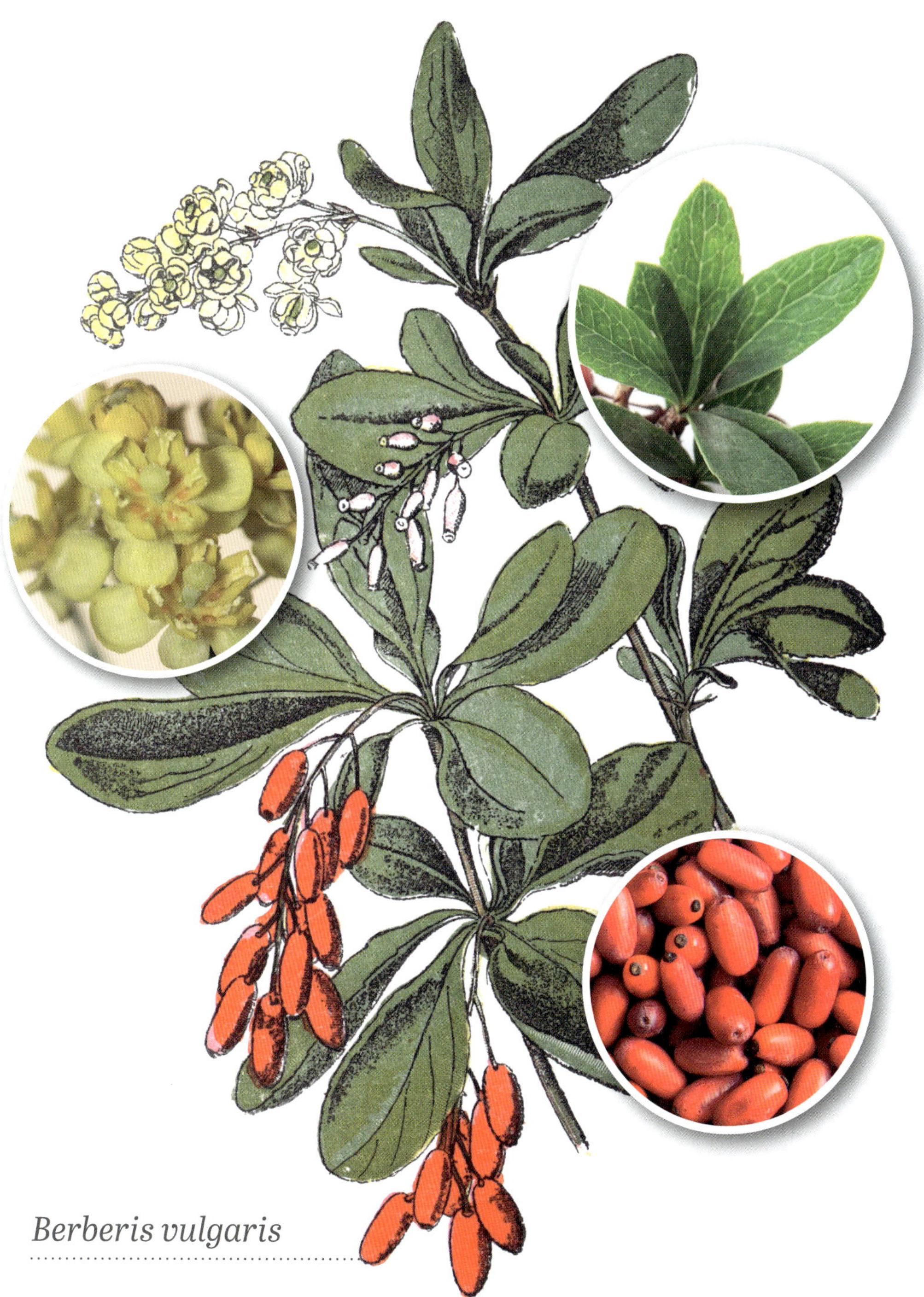

Berberis vulgaris

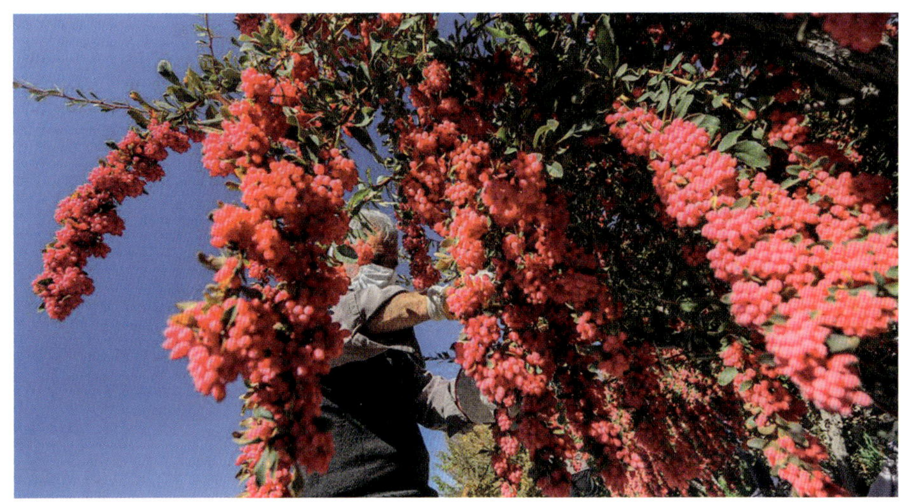

VEGETATIVES WACHSTUM

Das vegetative Wachstum der Berberitze beginnt Anfang April mit dem Aufbrechen der sichtbaren Blattknospen. Die runden, gelben Knospen wachsen nach und nach aus der Mitte der neuen Blätter und öffnen sich im Mai. Die Blütezeit beträgt etwa 20 Tage. Der Strauch bildet jedes Jahr neue Triebe. Das schnelle Wachstum der neuen Triebe setzt sich von Anfang April bis Ende Juni oder Anfang Juli fort. Mit zunehmender Wärme versiegt das Wachstum neuer Zweige. Die Früchte beginnen sich Anfang September zu verfärben. Die Farbe wechselt von grün zu hellgelb und wird bis Ende September zunehmend dunkelrot. Die Frucht ist kernlos, hohl und nicht wasserhaltig, mit relativ dicken und fleischigen Wänden, die nach und nach dünner und flüssiger werden, bis sich im Inneren der Frucht das Fruchtfleisch anreichert.

ERNTEZEIT UND -METHODEN

Die Ernte erfolgt heute in einem Arbeitsgang und wird mit verschiedenen Methoden durchgeführt:

- Bündelmethode (Pflücken der Früchte von Hand),
- Schlagmethode (Pflücken durch Schlagen auf die Zweige),
- Zweigmethode (Abschneiden der Zweige mit den Fruchtbüscheln) oder
- mechanisches Erntesystem.

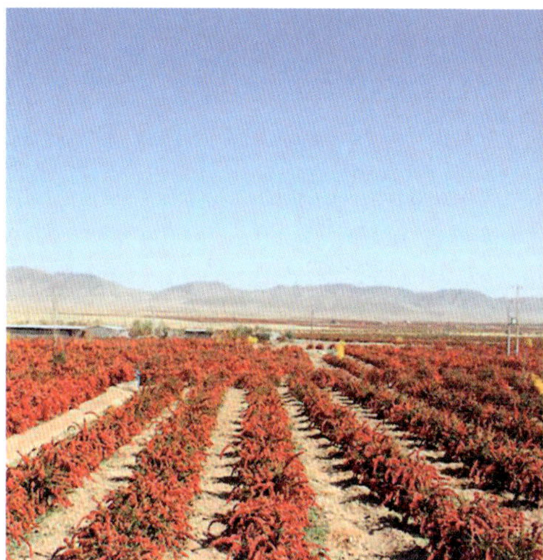
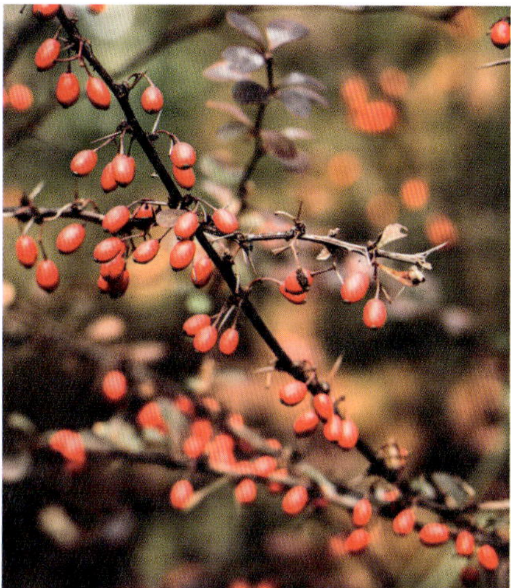

Während der Erntezeit von Mitte Oktober bis Anfang November sind in begrenztem Umfang auch frische Früchte auf dem Markt erhältlich. Der größte Teil der Ernte kommt allerdings in getrockneter Form auf den Markt und wird auch exportiert.

VERSCHIEDENE ARTEN

Es gibt viele Berberitzenarten, von denen Berberis vulgaris weit verbreitet und eine der bekanntesten ist. Andere bekannte Sorten im Iran sind

- Berberis crataegina (persisch Zalzalaki),
- Berberis integerrima (persisch Zereshk-e Zarafshani),
- Berberis khorasanica (persisch Zereshk-e Khorasani),
- Berberis orthobotrys (persisch Zereshk-e Rast-Khosheh),
- Berberis thunbergii (Persisch Japooni).

Jede Art kann ihre eigenen Merkmale und Anwendungen in der traditionellen Medizin haben.[13]

Die kräftige gelbe Farbe des in der Pflanze vorkommenden Berberins wurde früher – mancherorts noch heute – zum Färben von Wolle oder auch Leder genutzt.

KULINARISCHE VERWENDUNG DER BERBERITZE

Die Berberitze ist aufgrund ihrer schönen Farbe und ihres Geschmacks seit vielen Jahren eine Zierde der persischen Tafel. Als Beilage zu Reis und Safran ist die Berberitze Bestandteil vieler persischer Gerichte und wird für die Zubereitung von Hausmannskost wie Zereshk-Polo verwendet. Aus den unreifen Früchten werden Marmelade, Lavaschk (geleeartige Fruchtrolle), Fruchtsaft und Sirup hergestellt. Mehr dazu siehe ab Seite 61.

PHARMAKOLOGISCHE WIRKUNGEN DER BERBERITZE

In der Traditionellen Persischen Medizin gibt es unter anderem einen prägnanten Merksatz, der schon viel über die Heilkraft der Berberitze aussagt: Wenn die Galle hochkommt, ist die Berberitze an der Reihe!

Die Berberitze findet seit der Antike in Persien verschiedene medizinische Anwendungen. In den traditionellen persischen pharmakologischen Abhandlungen (Materia Medica = Arzneimittellehre) wird unter dem Namen Anbar-Barris ein breites Spektrum therapeutischer Anwendungen der Berberitze beschrieben. So wird die Berberitzenfrucht in Avicennas Kanon der Medizin (Buch II: Einfache Arzneimittel und ihre Wirkungen) als Reinigungsmittel für die Leber und als Mittel gegen Gallenstörungen, d.h. zur Ableitung von überschüssiger gelber Galle und gelber Gallenflüssigkeit, genannt.[14] Darüber hinaus wird die Anwendung der Berberitze bei Magenkrämpfen bis hin zu plötzlichem Durchfall empfohlen. Der Mediziner und Pharmazeut Abu Mansur Heravi, Verfasser des ältesten erhaltenen persischen Textes zur *Materia Medica* aus dem 11. Jahrhundert, hob in seinem Werk *Ketāb Al-abnīa* (Grundlagen des wahren Charakters der Heilpflanzen) die Eigenschaften und Anwendungsmöglichkeiten der Berberitze als Reinigungsmittel gegen die humoral bedingte „Überhitzung“ von Magen und Leber hervor. Der aus der Berberitze gewonnene Sirup war seiner Ansicht nach sogar wirkstärker als der Saft oder die Frucht. Aghili Khorasani, ein Arzt und Pharmazeut aus dem 19. Jahrhundert, beschreibt in seinem Buch *Gharabadin Kabir* (Kombination von Arzneimitteln) die Eigenschaften der Berberitze, ihre choleretische und abführende Wirkung auf Galle und Leber. In diesem Werk finden wir zahlreiche Rezepte für die Verwendung der Berberitze in der Ernährung und als Heilmittel.

Die Bedeutung der Berberitzenfrucht im Kontext der TPM lässt sich vor deren humoralmedizinischem Hintergrund erklären. Wie bereits erwähnt, werden die Elementarqualitäten der Nahrungsmittel in warm, kalt, feucht und trocken eingeteilt und können auch kombiniert auftreten. Die Erklärung des Vier-Grad-Systems zur Wirkung von Arzneimitteln auf die Temperamente wird im zweiten Buch des Kanons der Medizin von Avicenna vorgestellt. Nach diesem System stellt sich die humorale Qualität der Berberitze in der TPM wie folgt dar:

Nahrungsmittel	Qualität	Geschmack	Anwendungsbereich
Berberitze	Kalt-trocken	Sauer	Kühlend, Herabsetzung der Wärme im Leber-Galle-System, unterstützt die Funktion des Magens usw.

Um die ernährungsphysiologischen und heilenden Eigenschaften der Berberitze zu erhöhen, wird sie mit Safran (Qualität: warm und trocken) kombiniert und mit etwas Zucker (Qualität: warm und feucht) oder Honig (Qualität: warm und trocken) verspeist. Ziel der Kombination von Lebensmitteln mit kalten und warmen Qualitätsmerkmalen ist es, einen ausgeglichenen Zustand im Körper zu erreichen.

Die Galle hat eine Ausscheidungsfunktion in der Leber. Sie entfernt Stoffwechselendprodukte, die mit dem Gallenfluss in den Darm gelangen und dort ausgeschieden werden. Aus Sicht der TPM ist in diesem Zusammenhang die Ausscheidung der überschüssigen gelben Gallenflüssigkeit von Bedeutung, die von der Leber abgesondert wird. Damit wird deutlich, dass die Leber-Galle-Funktion mit dem Organ Magen verbunden ist. Die Produktion und Ausscheidung von Gallenflüssigkeit hat aus humoralpathologischer Sicht eine wichtige Bedeutung für die Regulation von Wärmeprozessen im Organismus. Eine „Überhitzung" der Leber vermindert nach diesem Konzept den Gallenfluss. Die humorale Situation im Körper bestimmt die Konsistenz der Galle. Ein hoher Anteil an gelber Galle begünstigt durch seine „trockene" Beschaffenheit die Bildung von Gallensteinen.

Bei einer Leber-Galle-Überfunktion wird empfohlen, die Metaboliten über die Galle abzuleiten. Dabei wird die heilende Wirkung der Berberitze (Berberin) genutzt und eine notwendige Diät vorgeschrieben, um eine ausgewogene Ernährung nach den Prinzipien der „kalten" und „warmen" Eigenschaften in der Nahrung wie in der PTM vorzusehen.

DIE BERBERITZE IN DER ALTEN EUROPÄISCHEN MEDIZIN

Das medizinische Wissen des europäischen Mittelalters und der frühen Neuzeit basierte noch überwiegend auf antikem bzw. persischem und arabischem Wissen, das durch eigene Erkenntnisse ergänzt wurde.

Hildegard von Bingen sah in den Berberitzenbeeren kein Heilmittel, sondern nur in den Blüten eine Substanz, die sie zur Behandlung von Hautkrankheiten mischte.

Der spätmittelalterliche Arzt Johann von Sachsen setzte die Berberitze gegen eine Fieberepidemie ein, die in einem Heerlager ausgebrochen war, und laut einer Handschrift des 15. Jahrhunderts wurden die Beeren gegen Blähungen mit Appetitlosigkeit verwendet.

Mit dem Niedergang der Volksmedizin im Laufe des 19. Jahrhunderts verschwand dann auch die Berberitze aus dem europäischen Medizinschatz und wurde folgerichtig auch nicht mehr medizinisch genutzt.

Die Berberitze in der modernen Medizin

Grundsätzlich geht es hier um die gesundheitliche Verwendung der Beeren von Berberis vulgaris, also der gewöhnlichen Berberitze, die vor allem im Iran weit verbreitet ist. Dies ist aus zwei Gründen wichtig:

- Zum einen ist die Berberis vulgaris mit Ausnahme der Frucht in allen anderen Pflanzenteilen giftig. Vor allem in der Wurzelrinde findet sich ein hoher Anteil an Berberin (ca. 15 %), das für Menschen in dieser Dosierung nicht ungefährlich ist.
- Zum anderen sind bei anderen Berberitzenarten, vor allem bei denjenigen, die in Mitteleuropa als immergrüne Sträucher bekannt sind, auch die Früchte zumeist giftig oder zumindest ungenießbar. Dies gilt beispielsweise für die bekannten Arten Julianes Berberitze (Berberis julianae) und Darwins Berberitze (Berberis darwinii). Essbar sind hingegen die Früchte der koreanischen Berberitze Rubin (Berberis koreana).

Da es im Folgenden im Wesentlichen um das auch in den Beeren der Berberis vulgaris in geringer Dosierung enthaltene Berberin geht, seien dazu noch einige wichtige Informationen vorangestellt:
Namensgebend für das Berberin ist der hohe Gehalt dieses Alkaloids in der gemeinen Berberitze (*Berberis vulgaris*). Unter Alkaloiden versteht man chemische Verbindungen, die Stickstoffatome enthalten und sich biosynthetisch in den allermeisten Fällen von Aminosäuren herleiten. Es sind etwa 20.000 unterschiedliche Alkaloide bekannt.

Berberin kommt auch in einigen anderen Pflanzen vor, wie etwa in der Orangenwurzel (*Hydrastis canadensis*) oder im chinesischen Goldfaden (*Coptis chinensis*), auch hier in der Regel in den Wurzeln, im Rhizom, im Stamm und in der Rinde.

Entdeckt wurde das Berberin durch die Pharmazeuten und Chemiker Johann Andreas Buchner und Johann Eduard Herberger um das Jahr 1830.

Obwohl Berberin in höheren Dosen giftig ist, gilt es gegenwärtig als ein Hoffnungskandidat in der Arzneimittelforschung.

Eine umfassende Recherche in elektronischen Datenbanken (PubMed, Scopus, Web of Sciences) zeigt, dass die Anwendung von Berberin und Pflanzenteilen von Berberis vulgaris aktuell in zahlreichen randomisierten klinischen und pharmakologischen

Studien untersucht wurde bzw. wird.[15,16] Aber wie bereits erwähnt, befassen wir uns hier lediglich mit der Berberitzenfrucht (und dem in ihnen in niedrigen Dosierungen enthaltenen Berberin) und ihrem therapeutischen Potential.

Einige dieser therapeutischen Wirkungen können wie folgt zusammengefasst werden: Berberin hat antibakterielle und antimykotische Eigenschaften und kann zur Behandlung verschiedener Infektionen eingesetzt werden. Die Beeren enthalten Antioxidantien, die die Zellen vor oxidativen Schäden schützen können. Die Früchte der Berberis vulgaris besitzen entzündungshemmende Eigenschaften. Die antimikrobielle Eigenschaft der Berberitze bedeutet, dass sie die Fähigkeit hat, das Wachstum von Mikroorganismen wie Bakterien, Pilze und Viren zu hemmen und sie somit Infektionen und Krankheiten verhindern oder behandeln kann. Die entzündungshemmende Wirkung bezieht sich auf die Fähigkeit der Berberitze, Entzündungen im Körper zu reduzieren. Entzündungen sind oft eine Reaktion des Immunsystems auf Verletzungen oder Infektionen und können, wenn sie chronisch werden, zu verschiedenen Gesundheitsproblemen führen. Die entzündungshemmenden Bestandteile der Berberitze können dazu beitragen, diesen Zustand zu lindern und das Wohlbefinden zu fördern. Die antioxidative Eigenschaft stellt sicher, dass die Berberitze in der Lage ist, die schädlichen Effekte von freien Radikalen im Körper zu neutralisieren. Freie Radikale sind Moleküle, die Zellen schädigen und den Alterungsprozess beschleunigen können sowie eine Rolle bei der Entwicklung von Krankheiten wie Krebs und Herzkrankheiten spielen. Antioxidantien, wie sie in der Berberitze vorkommen, schützen die Zellen, indem sie diese freien Radikale abfangen und unschädlich machen.

NÄHRSTOFFE, SPURENELEMENTE UND VITAMINE

Die Berberitzenfrucht enthält eine Reihe von Nährstoffen und Vitaminen, wie die nachfolgende Tabelle zeigt. Die kleinen Früchte haben nicht nur einen intensiven Geschmack, sondern überzeugen auch durch ihren Nährstoffreichtum. Mit ihrem hohen Gehalt an Kohlenhydraten und Ballaststoffen bei moderatem Eiweiß- und Fettgehalt sind sie eine hervorragende Ergänzung für eine ausgewogene Ernährung.

Darüber hinaus enthalten Berberitzenfrüchte Eisen, Zink, Mangan und Kupfer, allesamt Spurenelemente, die eine wichtige Rolle bei der Krankheitsvorbeugung spielen.

Vitamin C

Hierbei handelt es sich um ein essentielles Vitamin, das für die Synthese von Kollagen wichtig

Nährwerte Berberitzenfrucht	(getrocknet) pro 100 Gramm
Kalorien	325
Eiweiß	3,5 g
Fett	1 g
Kohlenhydrate	64 g
Ballaststoffe	7,5 g
Vitamin C	25 mg

ist, einem Protein, das für gesunde Haut, Haare, Nägel und Gelenke benötigt wird. Außerdem unterstützt es das Immunsystem und fördert die Eisenaufnahme aus pflanzlichen Quellen.

Eisen

Eisen ist ein Spurenelement, das für den Sauerstofftransport im Blut verantwortlich ist. Es ist Bestandteil des Hämoglobins, des Moleküls, das den Sauerstoff in den roten Blutkörperchen bindet. Ein ausreichender Eisenstatus ist daher unerlässlich, um Müdigkeit und Antriebslosigkeit vorzubeugen.

Mangan

Dieses Spurenelement ist an vielen biologischen Prozessen beteiligt, unter anderem am Stoffwechsel von Aminosäuren, Glukose und Cholesterin. Es trägt auch zur Gesundheit von Knochen und Gelenken bei und ist ein wichtiger Faktor bei der Wundheilung.

Zink

Zink ist für das Immunsystem von zentraler Bedeutung, da es die Funktion von Immunzellen unterstützt und die körpereigene Widerstandsfähigkeit gegen Infektionen stärkt. Es ist ebenfalls wichtig für die Wundheilung und spielt eine Rolle bei der Zellteilung und beim Zellwachstum.

Kupfer

Kupfer spielt eine wichtige Rolle, indem es als Schlüsselkomponente für die Bildung von roten Blutkörperchen fungiert und zur Aufrechterhaltung gesunder Knochen und des Immunsystems beiträgt. Es ist zudem essenziell für die Energieproduktion und unterstützt das Nervensystem, indem es bei der Bildung von Myelin, einer Isolierschicht um die Nervenfasern, mitwirkt.

HEILENDE WIRKUNG DER INHALTSSTOFFE

Schon das in den Früchten enthaltene Berberin hat ein hohes Potential, gegen bestimmte akute Erkrankungen zu helfen, was derzeit in pharmazeutischen und klinischen Studien untersucht wird. In diesem Kapitel werden einige Ergebnisse über die Wirkung von Berberin bei der Linderung von Magen-Darm-Beschwerden, der Unterstützung der Leber-Galle-Funktion, der Herz-Kreislauf-Gesundheit, der Behandlung von Typ-2-Diabetes und der Gewichtsabnahme zusammengefasst.

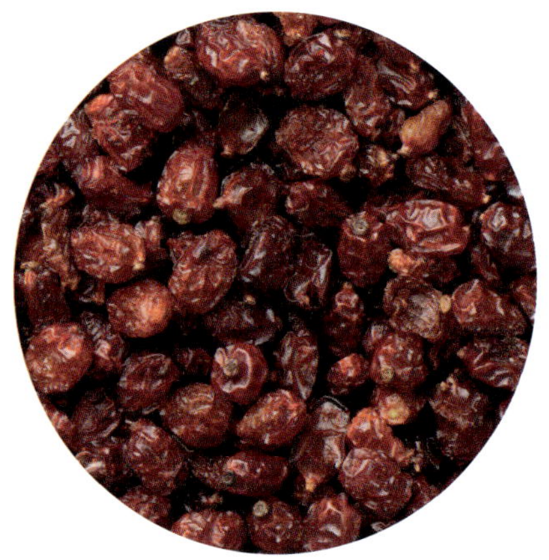

Stärkung des Darmtrakts

Ein Bereich, in dem Berberin heute besondere Beachtung findet, ist die Darmgesundheit. Berberin soll einen positiven Einfluss auf das Darmmikrobiom haben. Das Darmmikrobiom, eine komplexe Gemeinschaft von Mikroorganismen im Magen-Darm-Trakt, spielt eine entscheidende Rolle für unsere Gesundheit. Berberin trägt zu diesem Ökosystem bei, indem es die Population nützlicher Bakterien erhöht und gleichzeitig die Prävalenz schädlicher Bakterien reduziert. Dieses Gleichgewicht ist für ein gesundes Darmmilieu unerlässlich. Darüber hinaus verbessert Berberin die Funktion der Darmbarriere, die als Wächter den Übertritt von Substanzen in den Blutkreislauf reguliert. Eine intakte und gut funktionierende Darmbarriere ist entscheidend, um zu verhindern, dass potenziell schädliche Substanzen aus dem Darm in den Blutkreislauf gelangen. Die Fähigkeit von Berberin, diese Barrierefunktion zu verbessern, unterstreicht sein Potenzial, vor verschiedenen darmbezogenen Gesundheitsproblemen zu schützen. Durch die Modulation des Mikrobioms und die Stärkung der Darmbarriere

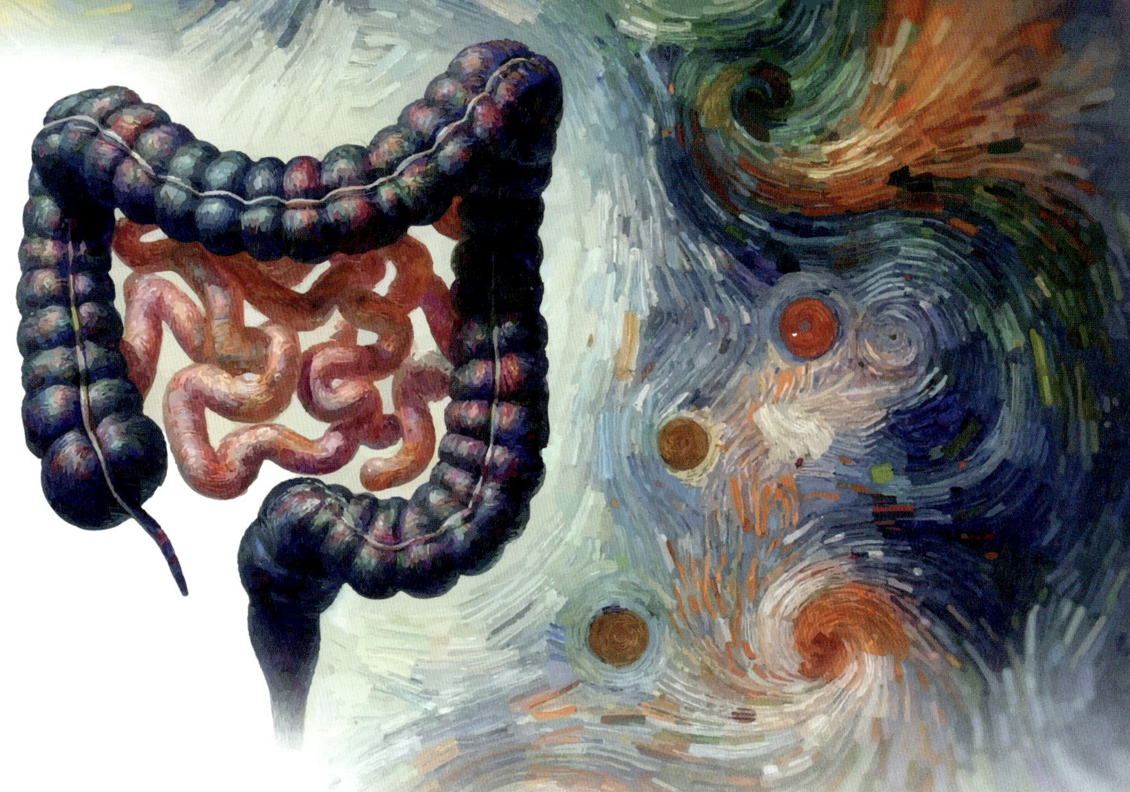

erweist sich Berberin als vielversprechender Wirkstoff zur Stärkung des menschlichen Darmtrakts. Dies steht im Einklang mit dem breiteren Verständnis der Darmgesundheit als Eckpfeiler des allgemeinen Wohlbefindens.[17, 18, 19]

Seit Jahrhunderten wird die Berberitze in der traditionellen Medizin zur Behandlung von Durchfall eingesetzt, was auf ihre hohe Konzentration an Berberin zurückzuführen ist. Berberin wirkt im Darm, indem es die Geschwindigkeit, mit der der Stuhl durch den Verdauungstrakt transportiert wird, verlangsamt. Dies geschieht durch die Hemmung spezifischer Rezeptoren im Darm, was letztendlich dazu beiträgt, Durchfall zu verhindern.[20, 21, 22]

Bereits in einer 1987 durchgeführten Studie wurde nachgewiesen, dass Berberin wirksam gegen Durchfallerkrankungen ist, die durch bestimmte Bakterien wie E. coli verursacht werden. Dabei wurden 165 erwachsene Patienten, die an akutem Durchfall litten, in die Studie eingebunden. Die Patienten, die einmalig 400 mg Berberinsulfat erhielten, verzeichneten signifikant weniger Durchfall als die Kontrollgruppe. Bemerkenswert ist, dass 24 Stunden nach der Behandlung bei 42 % der mit Berberin behandelten Patienten der Durchfall gestoppt hatte, verglichen mit nur 20 % in der Kontrollgruppe.[23] Diese Erkenntnisse bestätigen die traditionelle medizinische Verwendung von Berberitzen und stellen Berberin als einen wichtigen Bestandteil zur Behandlung von durchfallbedingten Erkrankungen dar.

Entgiftung des Leber-Galle-Systems

Berberin hat sich außerdem als vorteilhaft für die Leber erwiesen und kann zur Entgiftung des menschlichen hepatobiliären Systems beitragen, das die Leber, die Gallenblase und die Gallenwege umfasst. Es spielt somit auch eine zentrale Rolle bei der Entgiftung des Körpers.

Studien zeigen, dass Berberin sich schnell in der Leber und anderen Organen verteilt. Dies ist wichtig, da die Leber eine Schlüsselrolle bei der Verarbeitung und Neutralisierung von Toxinen spielt. Die Leber ist ständig Stoffwechselprodukten und Metaboliten aus dem Darm ausgesetzt, die die Funktion beeinträchtigen können. Berberin moduliert den Stoffwechsel dieser bakteriellen Gallenprodukte und beeinflusst den sogenannten „FXR-Signalweg“ im Darm, einen Regulationsmechanismus, der unter anderem die Produktion und den Transport von Gallensäuren steuert.

Eine weitere Heilwirkung von Berberin ist die Förderung der Ausscheidung von Cholesterin aus der Leber in die Galle. Dies trägt zur Senkung der Blutfettwerte bei. Es hilft dem Körper, Cholesterin abzubauen und auszuscheiden. Darüber hinaus weist Berberin eine schützende Wirkung bei Erkrankungen der Leber auf. Berberin wirkt sich auf die Art und Weise aus, wie die Leber Zucker verarbeitet. Es hemmt einen Prozess namens Glukoneogenese, bei dem die Leber Zucker aus Nichtkohlenhydratquellen wie Proteinen und Fetten herstellt. Gleichzeitig fördert Berberin die Glykolyse, den Vorgang, bei dem Zucker in den Zellen abgebaut und in Energie umgewandelt wird. Diese Wirkungsweise von Berberin hilft der Leber, effizienter zu arbeiten und reduziert ihre Belastung durch potenziell schädliche Stoffe.[24, 25, 26, 27, 28]

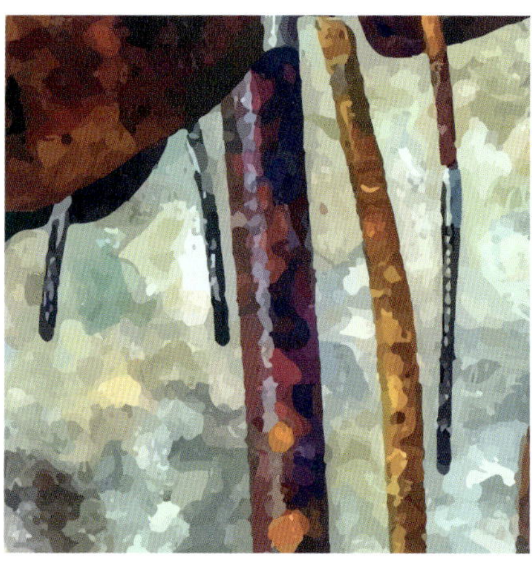

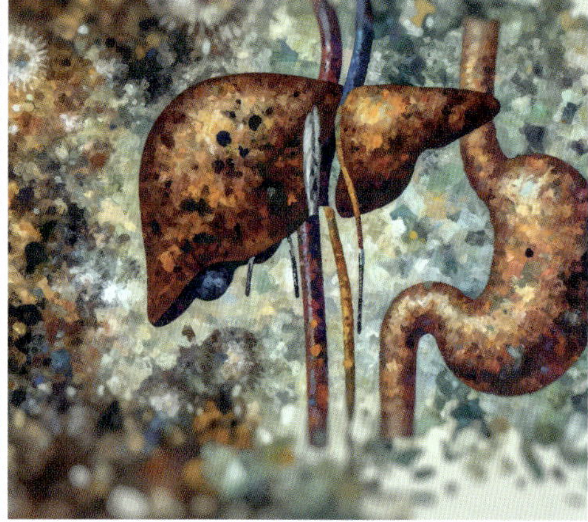

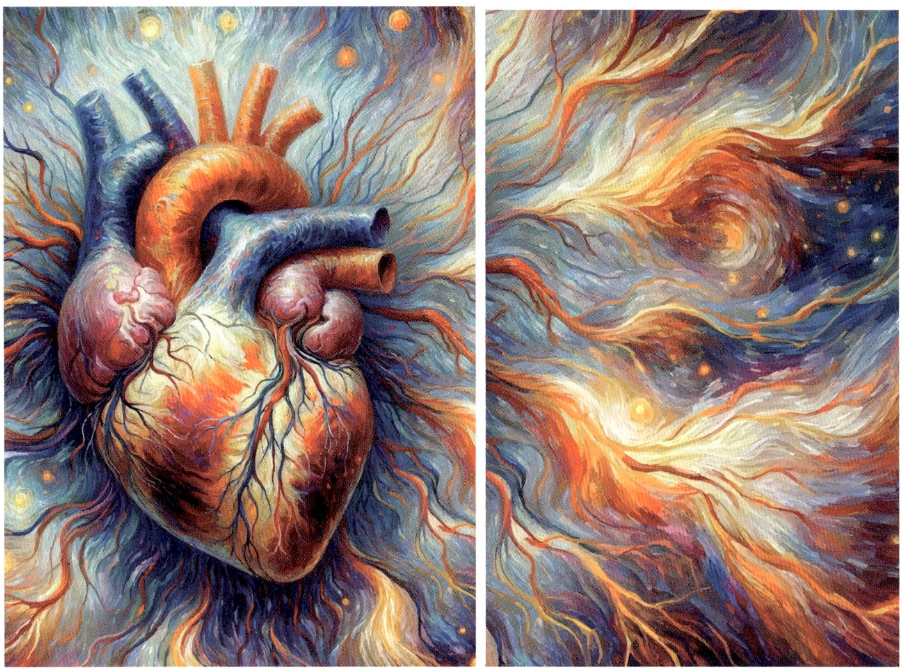

Herz-Kreislauf-Gesundheit

Zur Wirkung von Berberin auf die Herz-Kreislauf-Gesundheit werden hier die Ergebnisse einiger Studien zusammengefasst:

Berberin senkt den Cholesterinspiegel, reduziert das LDL-Cholesterin (das sogenannte „schlechte“ Cholesterin), erhöht jedoch das sogenannte „gute“ Cholesterin (HDL-Cholesterin) und senkt die Triglyceride (Neutralfette) im Blut, die aus der Nahrung und dem Fettstoffwechsel stammen.[29]

Einige Studien haben auch gezeigt, dass Berberin das Apolipoprotein B, einen wichtigen Risikofaktor für Herzerkrankungen, um 13 bis 15 % senkt.[30, 31] Eine aktuelle Studie beschreibt, wie Berberin wirkt, indem es ein Enzym namens PCSK9 hemmt.[32] Dadurch wird mehr LDL-Cholesterin aus dem Blutkreislauf entfernt. Diabetes, erhöhter Blutzucker und Übergewicht sind ebenfalls wichtige Risikofaktoren für Herzerkrankungen. Berberin scheint deren Auswirkungen und damit wesentliche Risikofaktoren für Herzerkrankungen zu reduzieren. Weitere Untersuchungen sind jedoch noch erforderlich, um definitive Beweise vorlegen zu können.

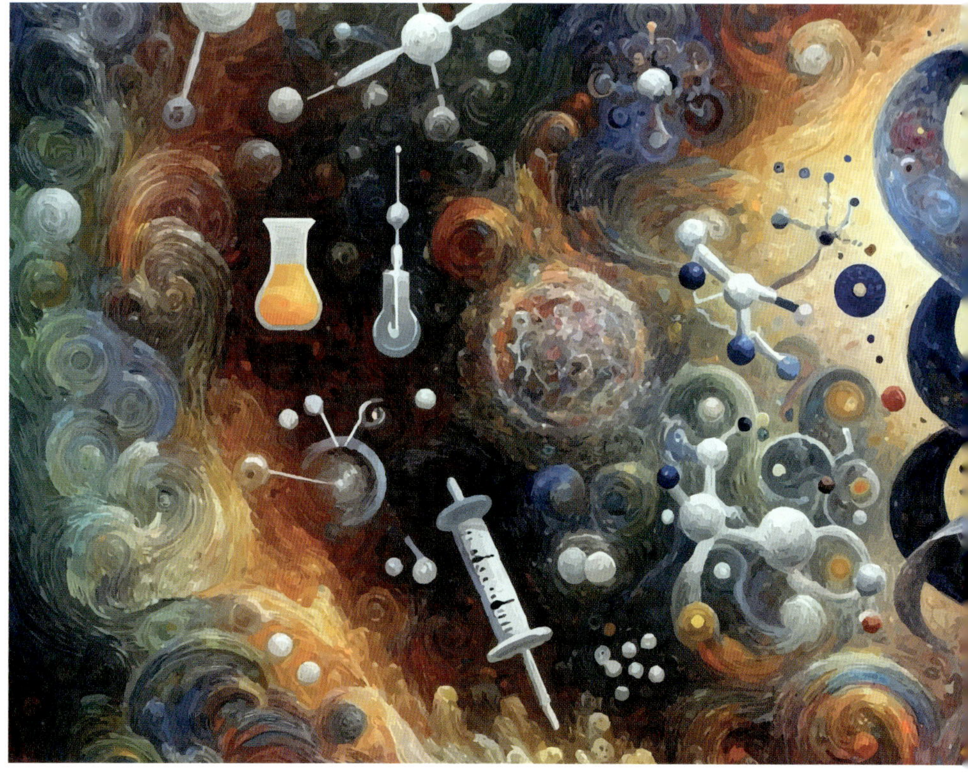

Typ-2-Diabetes

In neueren Studien wurde die Wirkung von Berberin bei der Behandlung von Typ-2-Diabetes untersucht. In diesem Zusammenhang wird zunehmend auf die günstige Wirkung von Berberin auf die Blutzuckersenkung hingewiesen.[33]

Berberin wirkt durch eine Vielzahl von Mechanismen, die zusammen zu seiner vielseitigen Wirkungsweise beitragen. Es verbessert die Effektivität von Insulin, dem Hormon, das den Blutzuckerspiegel senkt, indem es die Insulinresistenz verringert. Darüber hinaus fördert Berberin die Glykolyse, also einen Prozess, der es dem Körper ermöglicht, Zucker in den Zellen effizienter abzubauen. Gleichzeitig reduziert es die Produktion von Zucker in der Leber und verlangsamt den Abbau von Kohlenhydraten im Darm. Außerdem trägt Berberin wie schon dargestellt zur Erhöhung der Anzahl nützlicher Bakterien im Darm bei, was sich positiv auf die Darmgesundheit auswirkt.[34]

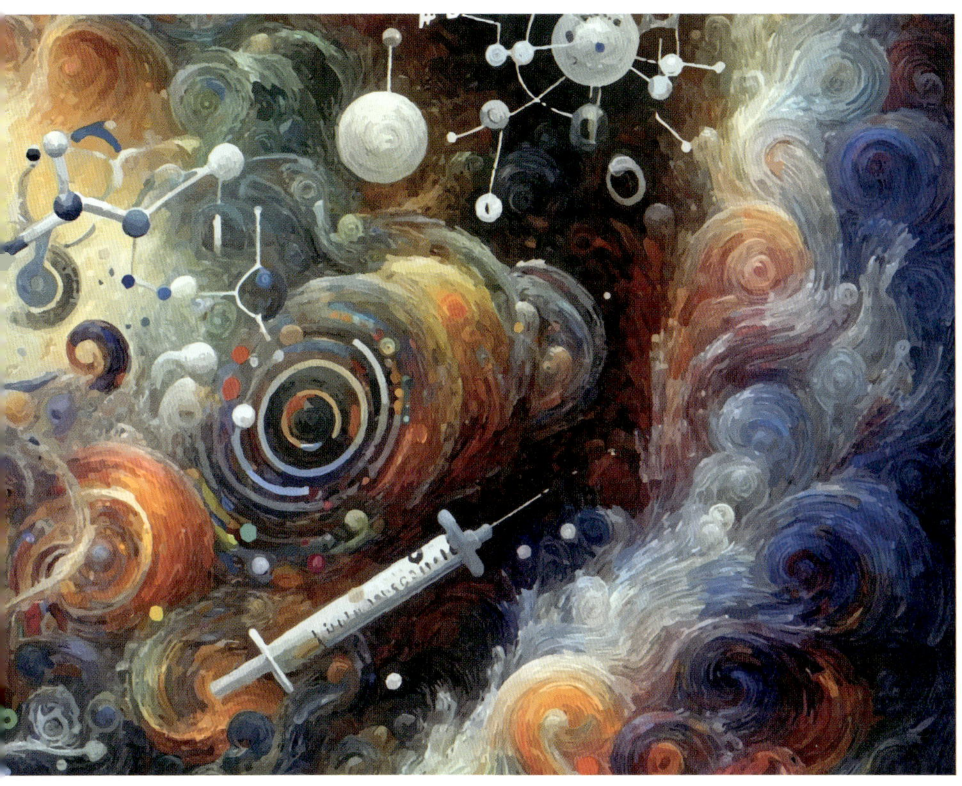

In einer Studie aus dem Jahr 2008, die 116 Diabetes-Patienten umfasste, führte die tägliche Einnahme von 1 g Berberin zu einer beeindruckenden Senkung des Nüchternblutzuckerspiegels um 20 %. Noch bedeutender ist vielleicht, dass auch der Hämoglobin-A1c-Wert, ein wichtiger Langzeitindikator für die Blutzuckerregulation, um 12 % reduziert wurde. Zudem zeigte die Studie, dass Berberin auch die Werte von Blutfetten, wie Cholesterin und Triglyceriden, positiv beeinflusste.[35]

Ein tiefer gehender Blick in die medizinische Literatur zeigt, dass Berberin möglicherweise genauso wirksam ist wie einige herkömmliche orale Diabetesmedikamente, einschließlich Metformin, Glipizid und Rosiglitazon.[36]

Darüber hinaus hat Berberin, wenn es zusammen mit anderen Maßnahmen zur Veränderung des Lebensstils kombiniert wird, eine additive Wirkung gezeigt und die Effekte anderer blutzuckersenkender Medikamente verstärkt.[37]

Gewichtsreduktion

Berberin könnte sich auch als nützliches unterstützendes Mittel zur Gewichtsabnahme erweisen.

In einer Studie von Hu et al. (2012) über einen Zeitraum von zwölf Wochen mit übergewichtigen Personen wurden beeindruckende Ergebnisse erzielt. Die Teilnehmer, die dreimal täglich 500 mg Berberin einnahmen, verloren durchschnittlich rund 2,3 kg Körpergewicht. Zudem wurde eine Reduktion des Körperfetts um 3,6 Prozent festgestellt.[38]

Ein systematisches Review von Asbaghi et al. (2020), das zwölf Studien umfasste, bestätigte die potenziellen Vorteile von Berberin bei der Gewichtsreduktion. Die Supplementierung mit Berberin führte bei Studienteilnehmern zu signifikanten Reduzierungen des Körpergewichts, des Body-Mass-Indexes und des Bauchfetts. Es wurde auch nachgewiesen, dass Berberin die Werte des C-reaktiven Proteins, einem Marker für Entzündungen, verringerte.[39]

Auf molekularer Ebene legt eine Studie von Firouzi et al. (2018) nahe, dass Berberin sogar das Wachstum von Fettzellen hemmen könnte.[40]

Berberin hat außerdem die Fähigkeit, den Glykämischen Index (GI) zu senken, was bedeutende Auswirkungen auf den Blutzuckerspiegel, die Gewichtskontrolle und die allgemeine Gesundheit haben kann. Der GI ist ein Maß dafür, wie schnell ein Lebensmittel den Blutzuckerspiegel erhöht. Lebensmittel mit hohem GI führen zu schnellen und hohen Anstiegen des Blutzuckers, während Lebensmittel mit niedrigem GI zu einem langsameren und geringeren Anstieg führen.[41, 42, 35]

Wenn Berberin vor den Mahlzeiten eingenommen wird, kann es dabei helfen, den GI der Mahlzeit zu senken. Dies ist besonders hilfreich für Personen, die ihre Blutzuckerspiegel kontrollieren müssen, wie Diabetiker, oder für diejenigen, die ihr Gewicht managen wollen.

Wirkung auf die Haut

In einigen Naturkosmetika wird Berberin mit anderen Wirkstoffen kombiniert, um dessen entzündungshemmende und antibakterielle Wirkung zu nutzen. Laut einer iranischen Studie soll Berberin etwa gegen Akne wirksam sein. Probanden erhielten demnach 600 mg Berberin täglich über vier Wochen und sollen eine deutliche Verbesserung ihrer Symptome erfahren haben.[43]

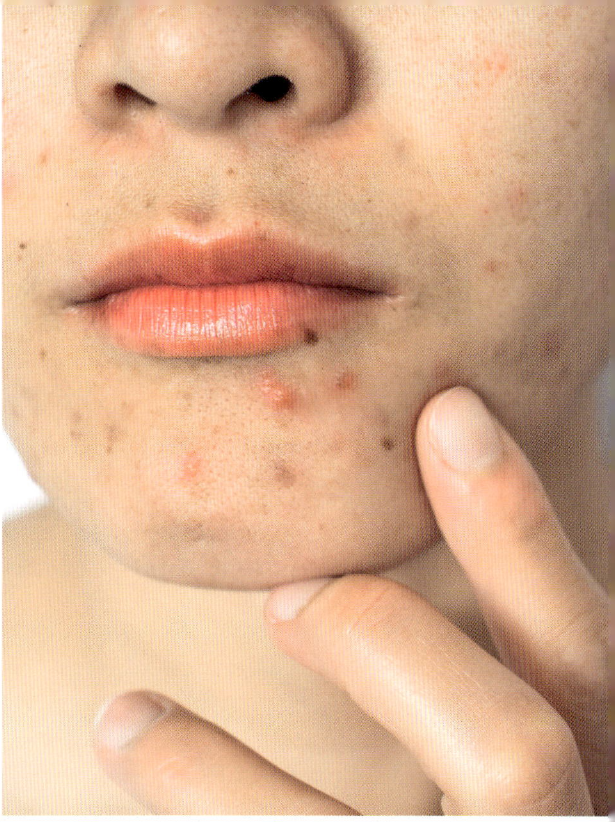

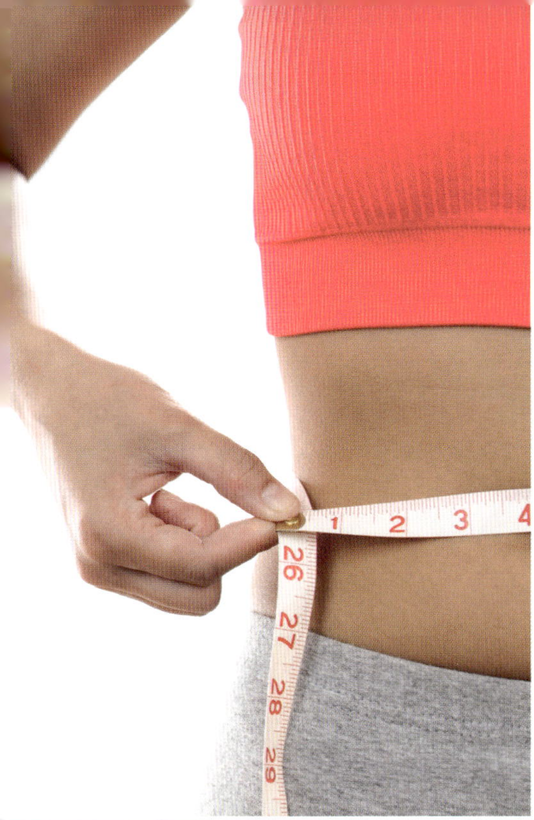

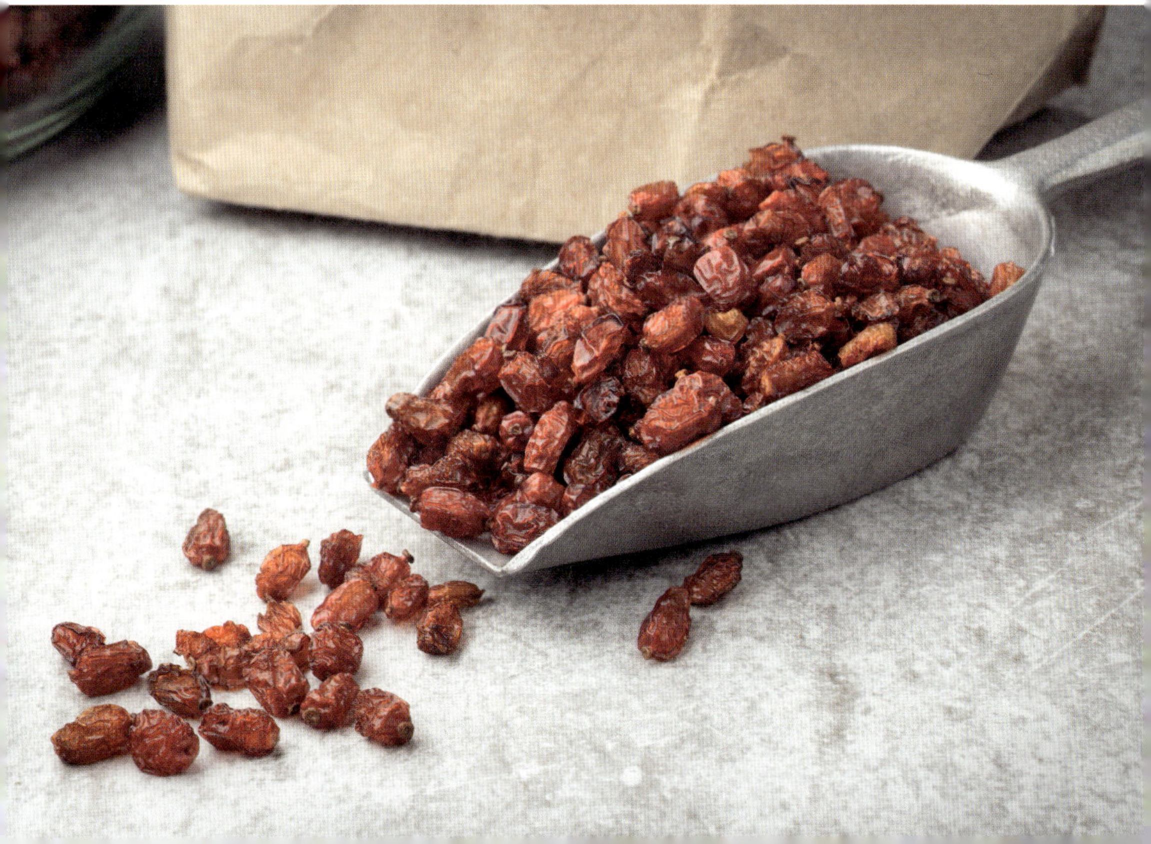

Bei unter dem Polyzystischen Ovar-Syndrom leidenden Frauen, die neben Akne auch dunkle und dicke Hautflecken aufweisen (zumeist am Hals, in der Leiste und/oder in den Achselhöhlen, reduzierten sich nach Berberingabe die Talgproduktion und das Entzündungsgeschehen, womit die Flecken nach und nach zurückgingen.[44]

Auch bei unspezifischen Hautunreinheiten soll Berberin hilfreich sein.

Ein Beispiel aus dem täglichen Leben

Nehmen wir an, jemand isst zum Frühstück eine Schüssel Haferflocken mit Früchten – ein Essen mit einem moderaten bis hohen GI. Wenn diese Person Berberin vor dem Essen einnimmt, kann es dazu beitragen, den Anstieg des Blutzuckerspiegels nach dem Essen zu mildern. Ein langsamerer und geringerer Anstieg des Blutzuckers führt zu weniger Insulinausschüttung und verhindert schnelle Schwankungen des Blutzuckerspiegels. Dies hat mehrere Vorteile:

- Geringere Heißhungerattacken: Schnelle Schwankungen des Blutzuckerspiegels können zu Heißhunger und übermäßigem Essen führen. Durch die Stabilisierung des Blutzuckerspiegels kann Berberin helfen, den Appetit zu kontrollieren.

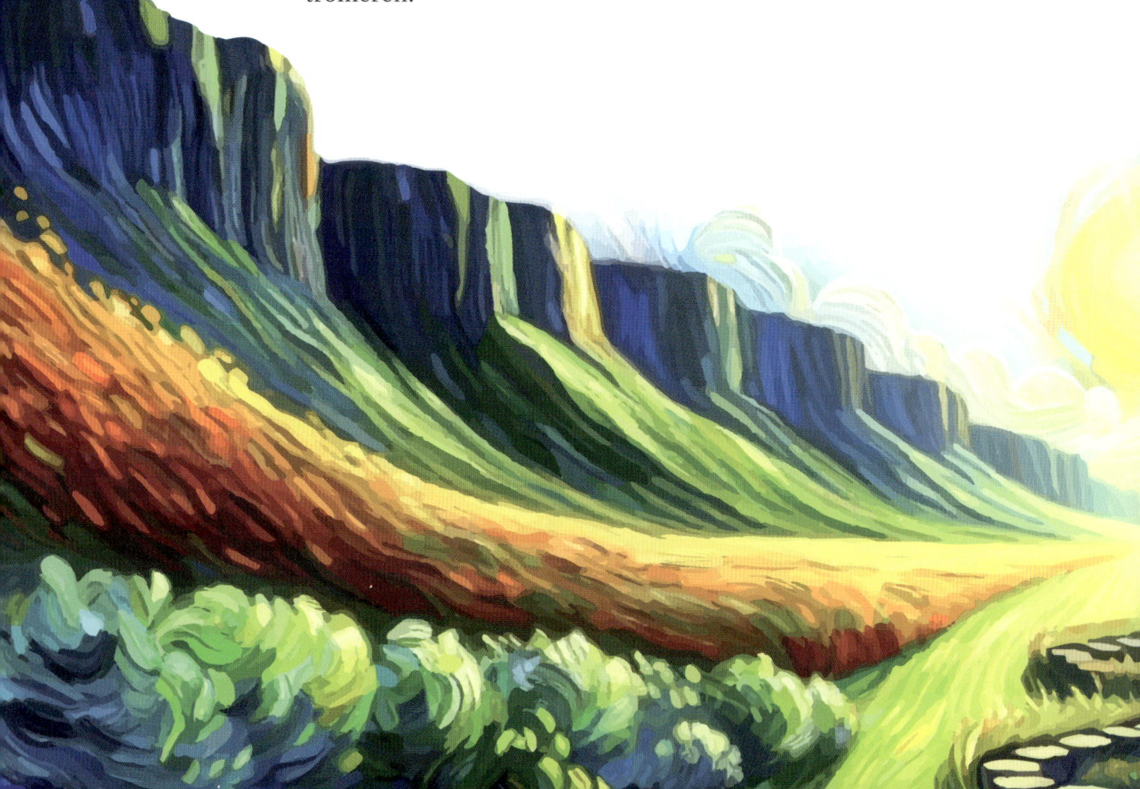

- Bessere Energieverteilung: Ein stabilerer Blutzuckerspiegel ermöglicht eine gleichmäßigere Energieverteilung über den Tag. Dies verhindert die typischen „Energieeinbrüche", die oft nach dem Verzehr von Mahlzeiten mit hohem GI auftreten.
- Gewichtsmanagement: Indem es die Insulinausschüttung und die Blutzuckerspitzen reduziert, kann Berberin die Fetteinlagerung verringern und die Gewichtskontrolle unterstützen.
- Langfristige Gesundheitsvorteile: Die Kontrolle des Blutzuckerspiegels ist nicht nur für Diabetiker wichtig. Eine stabile Blutzuckerregulierung kann das Risiko für verschiedene Stoffwechselerkrankungen reduzieren.

Frühere Anwendungen

Die Gabe von Berberinchlorid in Augentropfen gegen Bindehautentzündungen ist heute ebenso obsolet wie der Einsatz gegen Leishmaniose (früher auch Orientbeule genannt) oder gegen Malaria.

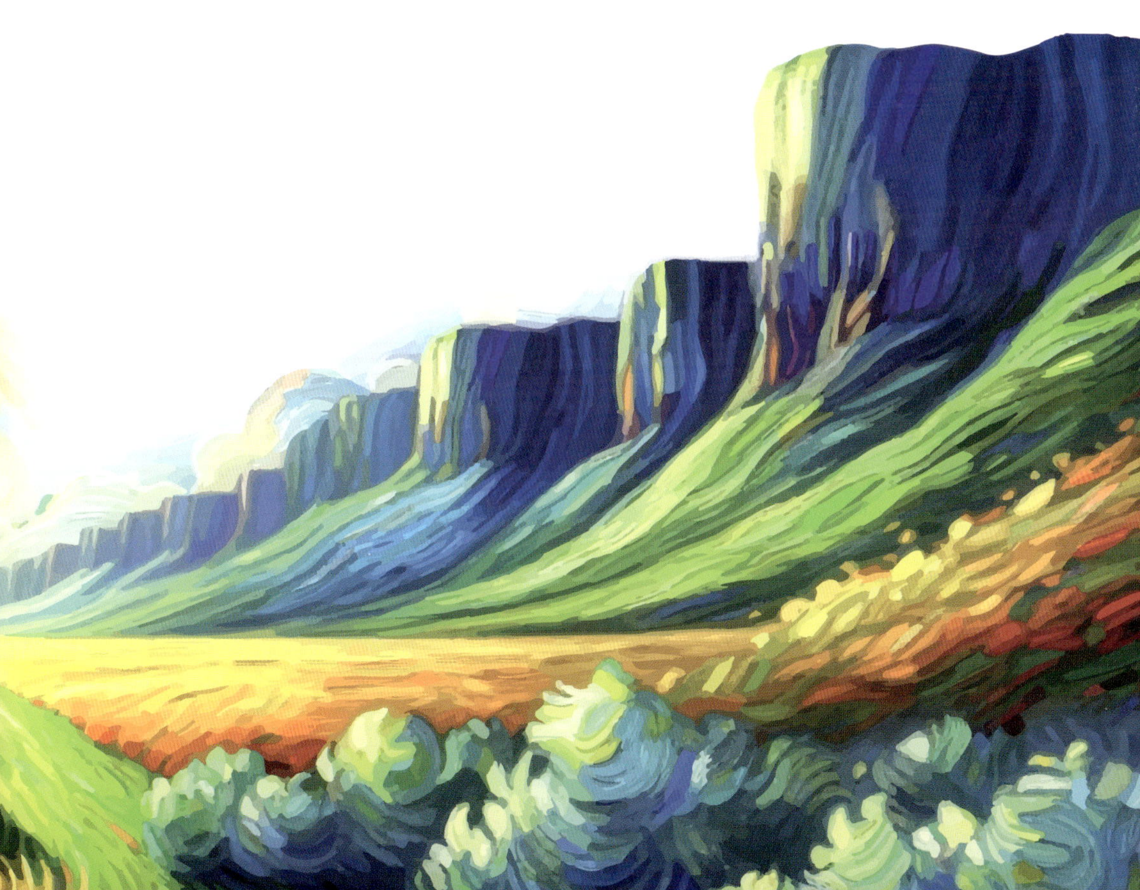

RICHTIGE DOSIERUNG

Um den Körper optimal mit dem wertvollen Inhaltsstoff der Berberitzenbeere, dem Berberin, zu versorgen, sind Informationen über Verzehr, Anwendung, Dosierung und Nebenwirkungen notwendig. Wie bei jedem Naturprodukt, so ist auch bei der Berberitze eine optimale Dosierung in der täglichen Ernährung wichtig. Auf der Grundlage einer umfassenden Studie, die wir über die Berberitze durchgeführt haben, konzentrieren wir uns hier auf die Berberitzenbeere und nicht auf Blätter und Wurzeln (Achtung: potentiell giftig![45]).

Vorab ist dringend darauf hinzuweisen, dass jede Einnahme der Berberitzenfrucht als Heilmittel ausschließlich unter ärztlicher Beratung erfolgen sollte, da die Dosierung je nach den individuellen Gesundheitszielen und -bedingungen variiert. Die folgenden Empfehlungen beziehen sich auf die Einnahme der Berberitzenfrucht in flüssiger Form als Tee. Die empfohlene Tagesgesamtdosis beträgt 500 mg Berberin. Die Einnahme sollte auf mehrere Dosen täglich verteilt werden. Die Einnahme höherer Dosen kann laut Literatur Benommenheit, Nasenbluten, Atembeschwerden und/oder Haut- und Augenreizungen auslösen, es ist selten auch zu Nierenreizungen, Nephritiden und tödlichen Vergiftungen gekommen.

Die 500-mg-Empfehlung basiert zudem auf den Erkenntnissen einer Vielzahl an Studien, die zeigen, dass diese Menge wirksam ist, um stabile Blutspiegel aufrechtzuerhalten und die gewünschten gesundheitlichen Vorteile zu erzielen. Es wird jedoch nicht empfohlen, das in den Früchten enthaltene Berberin durch jenes, das sich in Wurzelrinde oder Blättern befindet, bzw. durch im Handel erhältliches Pulver zu ersetzen.

Wir raten dazu, mit einer niedrigen Dosis zu beginnen und diese langsam zu erhöhen. So kann sich der Körper an die Nahrungsergänzung gewöhnen und mögliche Nebenwirkungen werden minimiert. Berberin wird aufgrund seiner kurzen Halbwertszeit im Körper schnell abgebaut und ausgeschieden. Um eine konstante Konzentration im Blut zu gewährleisten, ist es daher wichtig, Berberin mehrmals täglich einzunehmen.

Die Zeit, bis Berberin seine volle Wirkung entfaltet, kann individuell sehr verschieden sein und hängt einerseits vom angestrebten Nutzen ab, aber auch von den spezifischen körperlichen Voraussetzungen, die beim jeweiligen Anwender gegeben sind. Eine erste Wirkung etwa auf den Blutzuckerspiegel wird meistens innerhalb von einer Woche erkennbar sein. Eine deutlich spürbare Veränderung wird jedoch häufig erst nach einem Zeitraum von drei bis vier Wochen beobachtet.

RISIKEN UND NEBENWIRKUNGEN

In der traditionellen persischen Pharmakologie wird darauf hingewiesen, dass der übermäßige Verzehr von Berberitzen und ihren Derivaten (Extrakte aus Blättern und Stängeln) für schwangere Frauen nicht geeignet ist, da sie die Gebärmutter stimulieren und zu Fehlgeburten führen können. Eine weitere Nebenwirkung ist die Senkung des Blutzuckerspiegels. Berberin ist zudem dafür bekannt, dass es den Blutdruck senkt, was für Menschen mit Bluthochdruck oder Prähypertonie von Vorteil sein kann. Liegt allerdings bereits niedriger Blutdruck (Hypotonie) vor, ist die weitere Blutdrucksenkung kontraindiziert.

Während die Berberitzenfrucht als Lebensmittel verwendet wird, gilt dies nicht für die Rinde und die Wurzelrinde der Pflanze. Diese Teile der Berberitze sind als Arzneimittel eingestuft, stehen aber wegen ihrer Risiken in einer sogenannten Negativmonographie. Dies bedeutet, dass Experten der Arzneimittelkommission das Nutzen-Risiko-Verhältnis als ungünstig beurteilten. Gründe hierfür können mangelnde Belege oder Erfahrungen bezüglich der Wirksamkeit sein, aber auch zu hohe gesundheitliche Risiken oder unzureichende Informationen über eine angemessene Dosierung. Aus diesen Gründen ist beim Kauf von Produkten, die Rinde oder Wurzelrinde der Berberitze enthalten, besondere Vorsicht geboten. Von experimentellen Anwendungen wird grundsätzlich abgeraten.

Wir empfehlen daher: Berberin sollte nicht von Schwangeren und Stillenden, Kindern und Jugendlichen eingenommen werden. Es kann außerdem Wechselwirkungen mit verschiedenen Medikamenten aufweisen, darunter Sulfonylharnstoffe, die zur Behandlung von Diabetes eingesetzt werden, sowie Medikamente, die das Immunsystem unterdrücken (Immunsupressiva wie beispielsweise Kortison). Es besteht auch die Möglichkeit, dass Berberin die Wirksamkeit anderer Medikamente erheblich beeinträchtigt. Aufgrund dieser möglichen Risiken ist es wichtig, die Einnahme von berberinhaltigen Substanzen als Arzneimittel immer vorher mit einem Arzt zu besprechen.

Die Berberitze im eigenen Garten

Die Berberitze ist nicht nur eine Pflanze mit einer reichen Geschichte und nachgewiesenen gesundheitlichen Vorteilen, sie hat auch einen festen Platz in der kulinarischen Tradition des Mittleren Ostens.

Die Berberitze verleiht jedem Gericht, bei dem sie zum Einsatz kommt, ein harmonisches Gleichgewicht zwischen Süße und Säure. Die Früchte, die in der Regel in getrockneter Form in die Speisen eingearbeitet werden, können als eine Art Katalysator wirken, der die Aromen anderer Zutaten in einem Gericht hervorhebt. Sie selbst hinterlassen eine leichte Zitrusnote, die den Gaumen erfrischt.

Neben ihrer Verwendung in der Küche ist die Berberitze auch eine beliebte Garten- und Landschaftspflanze. Ihre leuchtend roten Beeren und die gelben Blüten im Frühjahr machen sie zu einer bevorzugten Wahl für Gärtner, die ihre Anlagen mit lebendigen Farben und dynamischen Strukturen bereichern möchten. Darüber hinaus sind die Sträucher der Berberitze pflegeleicht und bieten eine hervorragende Möglichkeit, Gärten und Parks ganzjährig attraktiv zu gestalten.

In der modernen Küche hat die Berberitze sogar den Sprung in die Gourmetwelt geschafft, wo Spitzenköche ihre kreativen Fähigkeiten nutzen, um die vielseitige Beere in eine Vielzahl von Gerichten, von der Vorspeise bis zum Dessert, zu integrieren. Dabei reicht die Palette von der einfachen Beigabe in Salaten bis hin zu raffinierten Saucen und Beilagen, die ein kulinarisches Erlebnis der Extraklasse bieten.

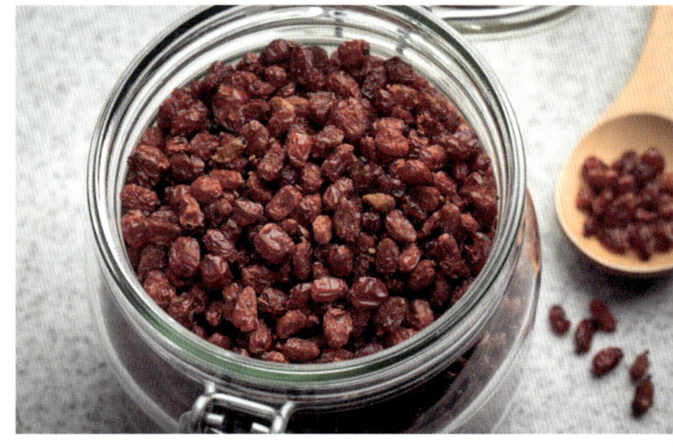

Die Berberitze kann auch als Basis für erfrischende Getränke eingesetzt werden, von einfachen Aufgüssen bis hin zu komplexeren Cocktails und Mocktails. Ihre Säure bietet eine erfrischende Note, die in heißen Sommermonaten besonders geschätzt wird.

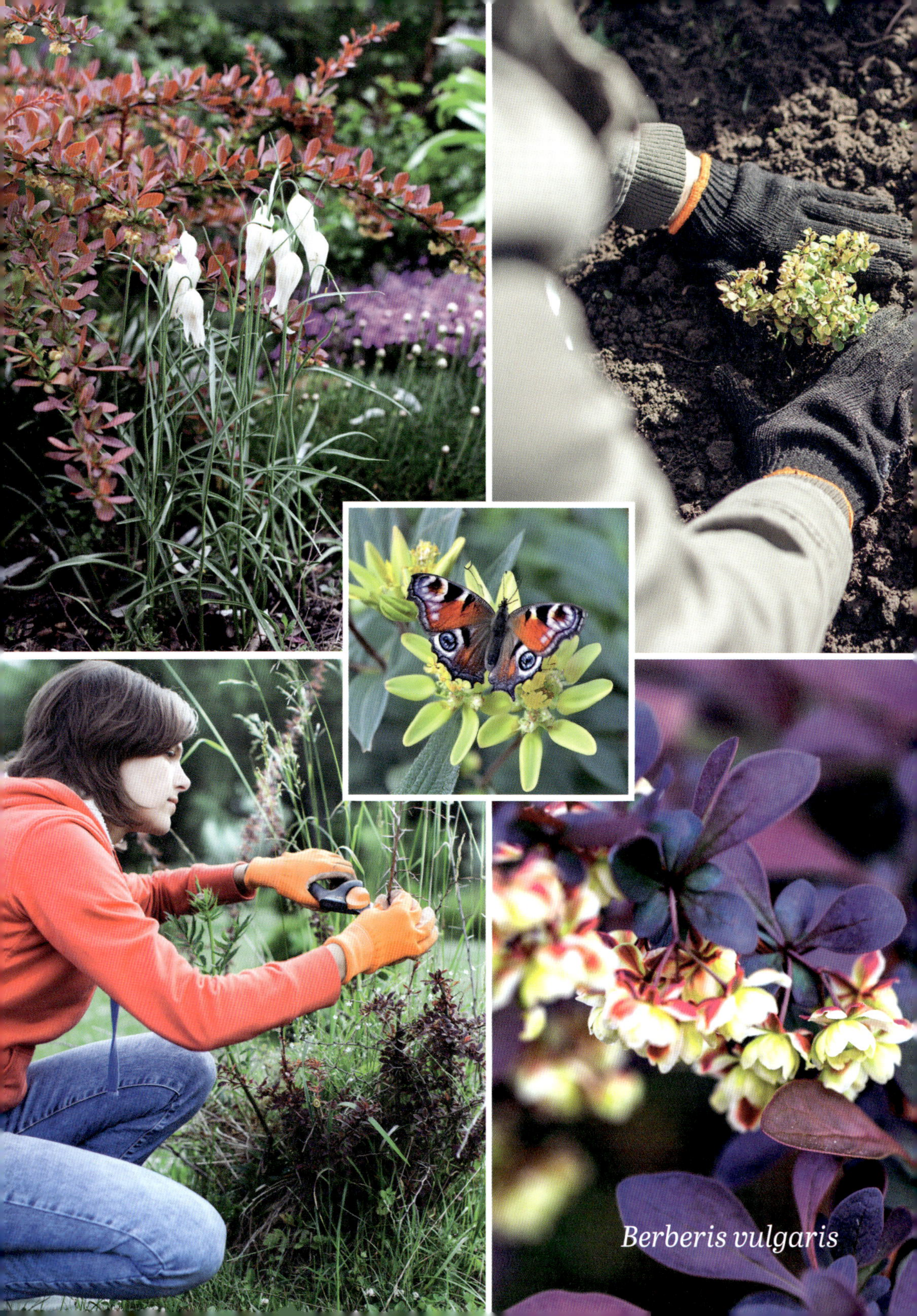

Berberis vulgaris

Im Mittelpunkt der folgenden Ausführungen stehen die vielfältigen Verwendungsmöglichkeiten der Berberitze sowohl im Garten als auch in der Küche. Von ihrer Rolle als Zierpflanze bis hin zu ihrer Integration in eine Vielzahl von kulinarischen Köstlichkeiten – für besondere Geschmackserlebnisse und als Beitrag zu einer gesunden Ernährung.

Die gewöhnliche Berberitze (Berberis vulgaris) ist die einzige heimische Berberitzenart, lokal ist sie unter Bezeichnungen wie Essigbeere oder Sauerdorn bekannt. Im alpinen Raum wächst sie noch in Regionen bis etwa 2.500 m Höhe. Durch ihre bemerkenswerte Anpassungsfähigkeit und ihre Ästhetik ist sie ein Juwel in jedem Garten. Allerdings fungiert sie neben der Mahonie auch als Winterwirt des Getreiderosts (ein Pilz, der Weizen, Roggen, Gerste und Hafer befällt und weltweit auftritt), weswegen ihre Pflanzung in einigen Ländern für mehrere Jahre verboten war. In Frankreich führte dies im 19. Jahrhundert zu einem heftigen Streit zwischen Landwirten und Konfitüreerzeugern.

STANDORT

Die gewöhnliche Berberitze (Berberis vulgaris) bevorzugt sonnige bis halbschattige Standorte mit gut durchlässigem Boden. Die Pflanze ist sehr tolerant gegenüber verschiedenen Bodenarten, doch gedeiht sie am besten in einem leicht sauren bis neutralen Milieu. Eine regelmäßige Bodenbearbeitung, die die Luftzirkulation fördert, kann dabei helfen, die Pflanze gesund zu halten. Ihr strauchförmiges Wachstum ist ideal für die Nutzung als undurchdringliche Heckenpflanze, die sowohl Sichtschutz im Sommer als auch eine gewisse Sicherheit bietet. Mit einer Wuchshöhe von 1 bis 3 Metern (in Europa) ist sie flexibel genug, um in verschiedenen Gartensituationen eingesetzt zu werden.

PFLANZZEIT UND PFLEGE

Die besten Pflanzzeiten sind Frühjahr und Herbst. Dabei sollte ausreichend Platz zu anderen Pflanzen gelassen werden, um der Berberitze eine gute Luftzirkulation zu ermöglichen. In den ersten Jahren nach der Pflanzung ist eine regelmäßige Bewässerung empfehlenswert, bis die Pflanze gut eingewurzelt ist.

Im Hinblick auf die Pflege ist die Berberitze recht genügsam. Sie benötigt nur minimalen Schnitt, ein jährlicher Rückschnitt kann helfen, ihre Form zu erhalten und ein ausgewogenes Wachstum zu fördern. Beim Schneiden empfiehlt sich das Tragen von

Handschuhen, da auch in den Dornen Berberin enthalten ist, was bei Hautverletzungen ein unangenehmes Brennen verursacht.

Die Früchte der Berberitze sind im Spätsommer bis Herbst erntereif. Die Ernte selbst kann eine geduldige Aufgabe sein, da die Beeren einzeln gepflückt werden müssen. Auch hier empfiehlt sich das Tragen von Handschuhen. Nach der Ernte können die Beeren getrocknet oder frisch verwendet werden.

KRANKHEITEN UND SCHÄDLINGE

Obwohl die Berberitze eine robuste Pflanze ist, kann sie von verschiedenen Krankheiten und Schädlingen betroffen sein. Zu den häufigsten Problemen gehören Blattflecken und Rostkrankheiten. Eine gute Prävention besteht darin, für ausreichende Luftzirkulation zu sorgen und befallene Blätter rechtzeitig zu entfernen. Auch echter Mehltau kann wie bei der mit der Berberitze verwandten Mahonie immer wieder auftreten. Betroffene Äste schneidet man am besten ab und entsorgt sie über den Restmüll.

Weniger krankheitsanfällig sind die immergrünen Berberitzen, dafür werden sie mitunter vom Dickmaulrüssler befallen, der ihre Blätter frisst. Wird er zur Plage, empfiehlt sich der Einsatz von Nematoden, die die Larven des Käfers fressen.

TIERWELT

Die Früchte der Berberitze sind nicht nur ein Gaumenschmaus, sie erfreuen auch die lokale Tierwelt. Die Beeren dienen verschiedenen Vogelarten als gerne genutzte Nahrungsquelle, zudem bieten die dichten Zweige Schutz und Nistmöglichkeiten. Darüber hinaus sind die Blüten der Berberitze eine wichtige Nahrungsquelle für Bienen und andere bestäubende Insekten.

FAZIT

Die Berberitze ist ein Juwel für jeden europäischen Garten, die nicht nur durch ihre ästhetische Schönheit und kulinarischen Möglichkeiten überzeugt, sondern auch einen wichtigen Beitrag zur lokalen Biodiversität leistet. Mit der richtigen Pflege kann diese wunderbare Pflanze viele Jahre Freude bereiten.

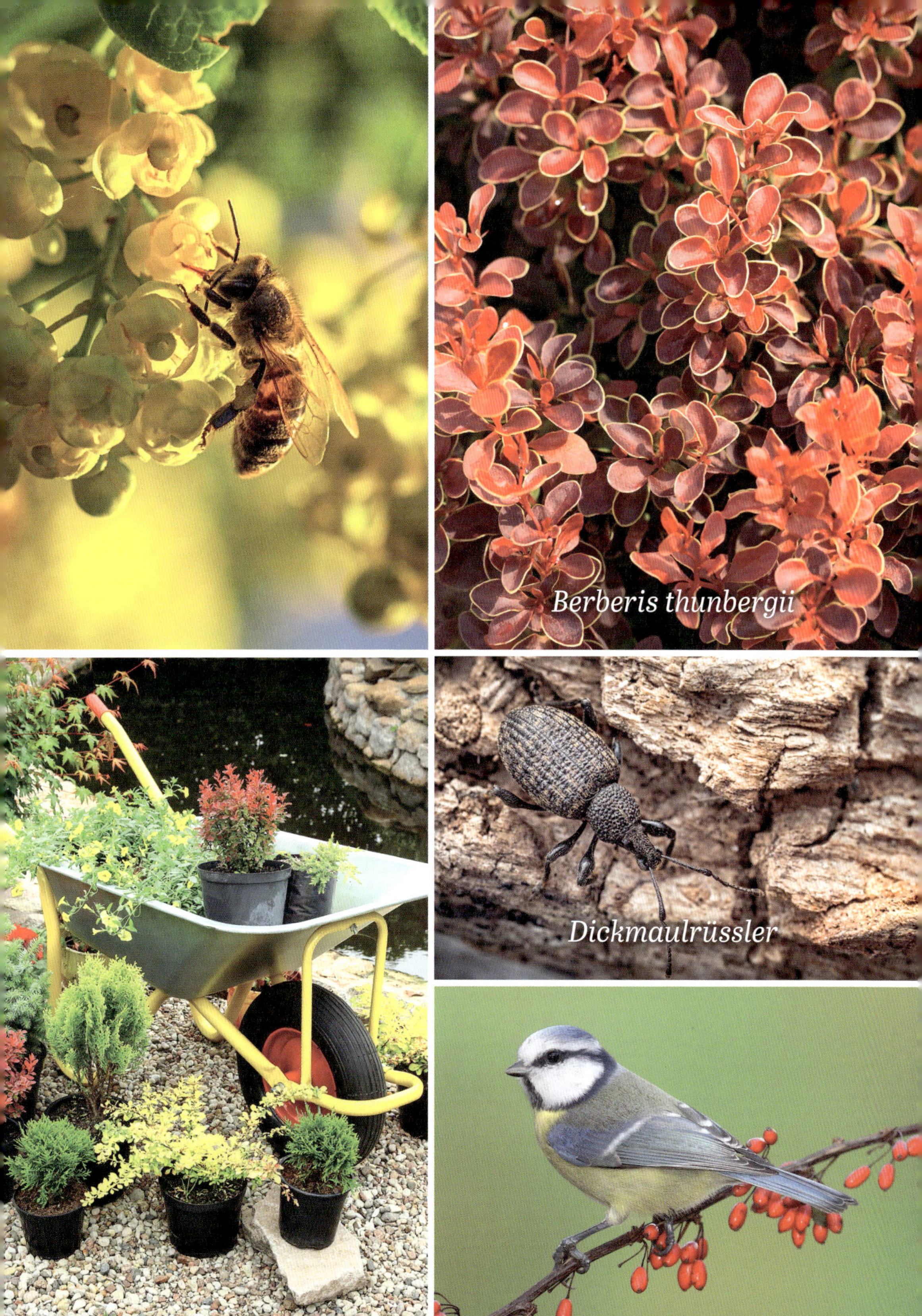
Berberis thunbergii
Dickmaulrüssler

Kreative Rezeptideen: Berberitze in Tee, Reis und mehr

Einige der hier vorgestellten Rezepte stammen aus der Familie von Babak Bahadori und wurden von Generation zu Generation weitergegeben. In jedem Familienrezept spiegeln sich die kulinarischen und gesundheitlichen Überlegungen der Vorfahren wider.

Ein wichtiger Hinweis: Die Berberitzenfrüchte, die in der Küche verwendet werden, sind nicht mit den Früchten der gleichnamigen Ziersträucher zu verwechseln, die in der Regel nicht essbar sind. Eine Ausnahme bildet die Sorte Berberis vulgaris, auch bekannt als Sauerdorn, Essigbeere oder Echte Berberitze.

Und noch ein Hinweis: Berberitzenfrüchte lassen sich frisch auch problemlos einfrieren. Da sie nicht aneinanderkleben, kann man sie später nach Bedarf entnehmen und weiter verarbeiten.

BERBERITZENTEE

Aromazusatz in verschiedenen Teesorten

Stellen Sie sich vor, Sie beginnen den Morgen mit einer heißen Tasse Tee, verfeinert mit ein paar Berberitzenfrüchten. Die feine Balance zwischen Süße und Säure, die die Berberitze dem Tee verleiht, weckt die Sinne und stimmt auf den Tag ein.

Für diese sehr einfache Weise, die Berberitzenfrucht zu genießen, eignet sich gewöhnlicher Schwarztee ebenso wie verschiedene Kräuter- oder Früchtetees.

Je nach Belieben werden einige getrocknete Früchte dem Tee hinzugefügt und mit aufgebrüht.

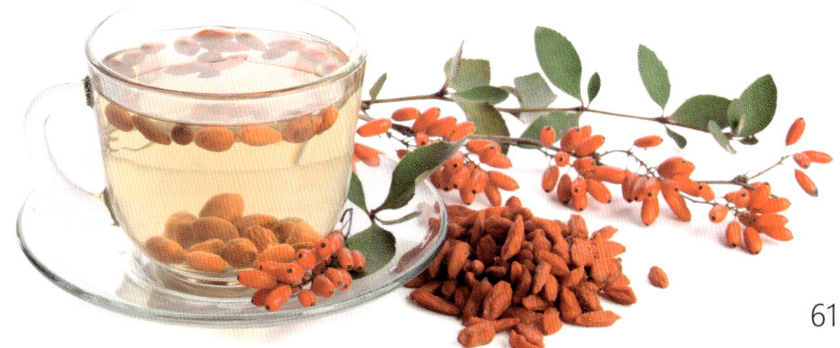

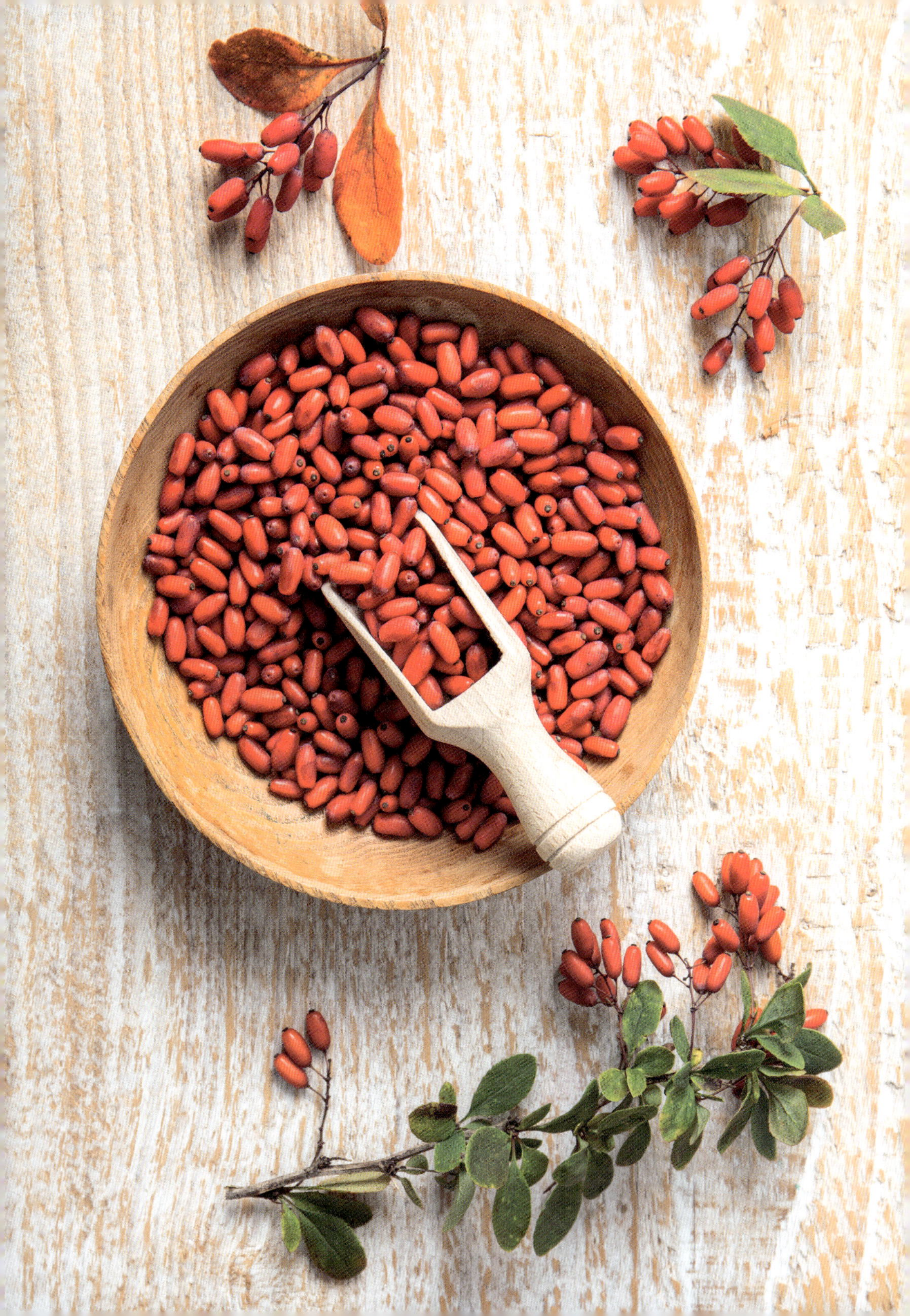

DER KLASSIKER: REINER BERBERITZENTEE

Zutaten:

- 50 g getrocknete Berberitzenfrüchte
- 1 Liter Wasser

Zubereitung:

Die getrockneten Berberitzenfrüchte gründlich waschen. Die Berberitzenfrüchte in einem Liter Wasser für vier Stunden einweichen. Nach der Einweichzeit die Berberitzenfrüchte grob mit einem Mixer zerkleinern.

Die grob zerkleinerten Früchte erneut vier Stunden in dem Wasser ruhen lassen und kühl stellen.

Das Wasser mit den Berberitzenfrüchten in einen Topf umfüllen, diesen auf den Herd stellen und das Wasser Minuten lang leicht köcheln lassen.

Den Tee durch ein feines Sieb abseihen. Abkühlen lassen und genießen.

Dieser reine Berberitzentee ist nicht nur wohltuend, sondern auch reich an Antioxidantien und hat einen einzigartigen und leicht säuerlichen Geschmack.

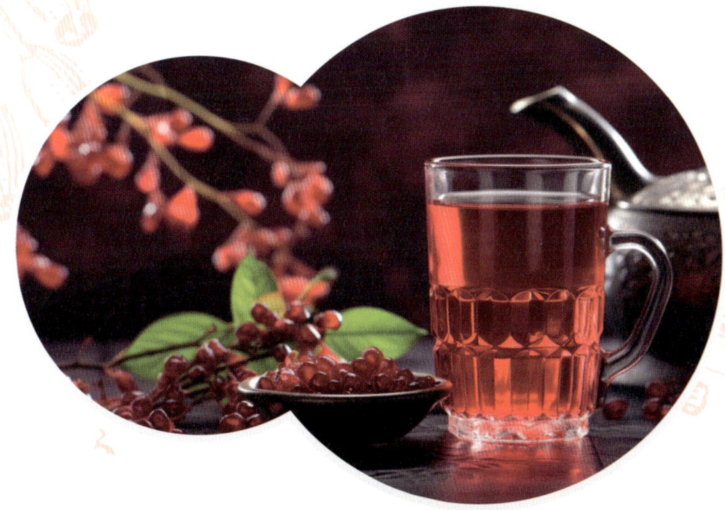

BERBERITZEN-MINZ-TEE – EIN HAUCH VON KOMBUCHA

Zutaten:

- 75 g getrocknete Berberitzenfrüchte
- Eine Handvoll frische Minzblätter
- 1 Liter Wasser
- Soda zum Verdünnen

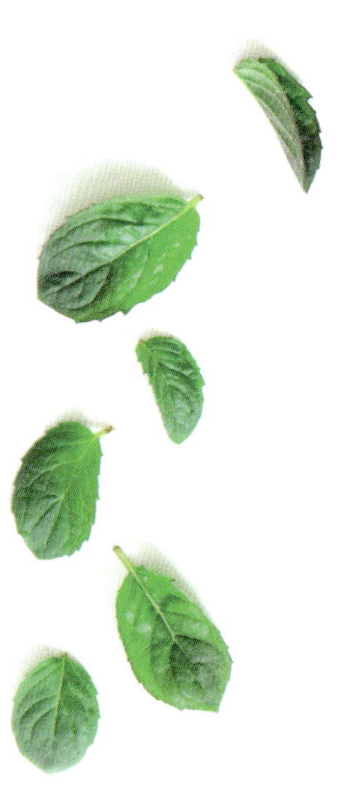

Zubereitung:

Die getrockneten Berberitzenfrüchte und die frischen Minzblätter gründlich waschen. Die Berberitzenfrüchte in einem Liter Wasser für vier Stunden einweichen. Nach der Einweichzeit die Berberitzenfrüchte und die Minzblätter grob mit einem Mixer zerteilen. Die grob zerteilten Früchte und die Minzblätter erneut vier Stunden in dem Wasser ruhen lassen.

Das Wasser mit den Früchten und der Minze in einen Topf umfüllen, diesen auf den Herd stellen und das Wasser fünf Minuten lang leicht köcheln lassen.

Den Tee durch ein feines Sieb abseihen.

Abkühlen lassen und mit Soda nach Geschmack verdünnen.

Dieser Berberitzen-Minz-Tee hat nicht nur die erfrischende Wirkung der Minze, sondern durch die Zugabe von Soda entwickelt er auch eine spritzige Note, die an Kombucha erinnert. Ideal für heiße Tage oder als gesunde Alternative zu Softdrinks. Die Minze ist nicht nur ein beliebtes Küchenkraut, sondern auch für ihre gesundheitlichen Vorteile bekannt. Sie fördert die Verdauung, lindert Atemwegsbeschwerden und wirkt antiviral sowie antimikrobiell. Zudem verfügt sie über antioxidative Eigenschaften, die den Körper vor freien Radikalen schützen. Der in ihr enthaltene Wirkstoff Menthol kann Schmerzen lindern, der angenehme Duft wird oft als stimmungsaufhellend und anregend beschrieben. Darüber hinaus kann Minze den Blutzuckerspiegel stabilisieren, was sie zu einer guten Option für die Gewichtskontrolle und die Diabetesprävention macht.

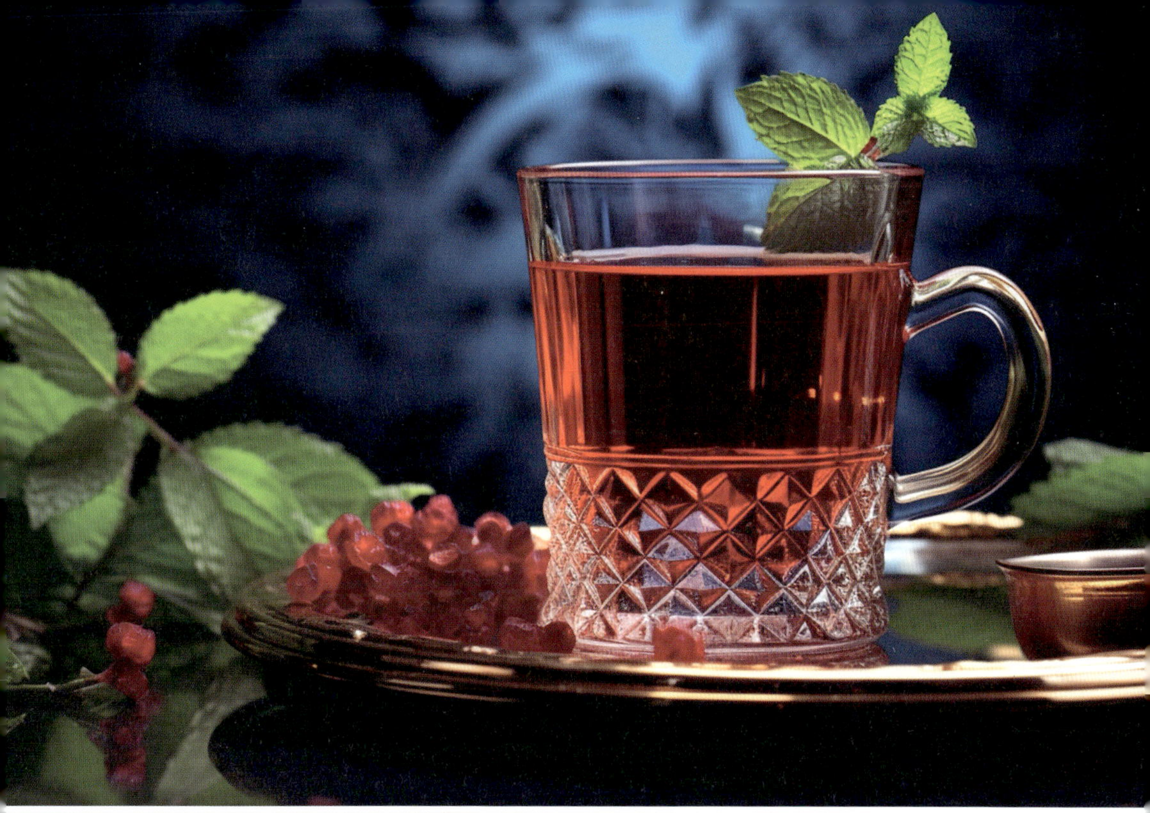

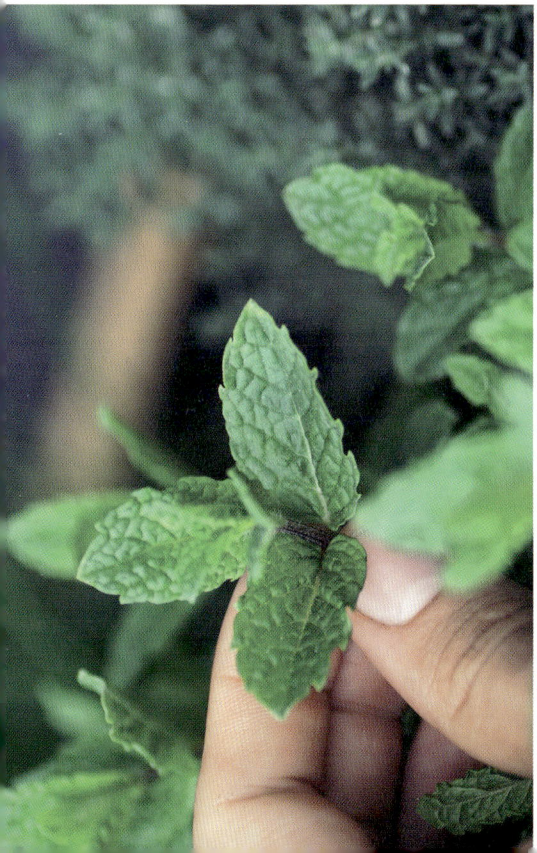

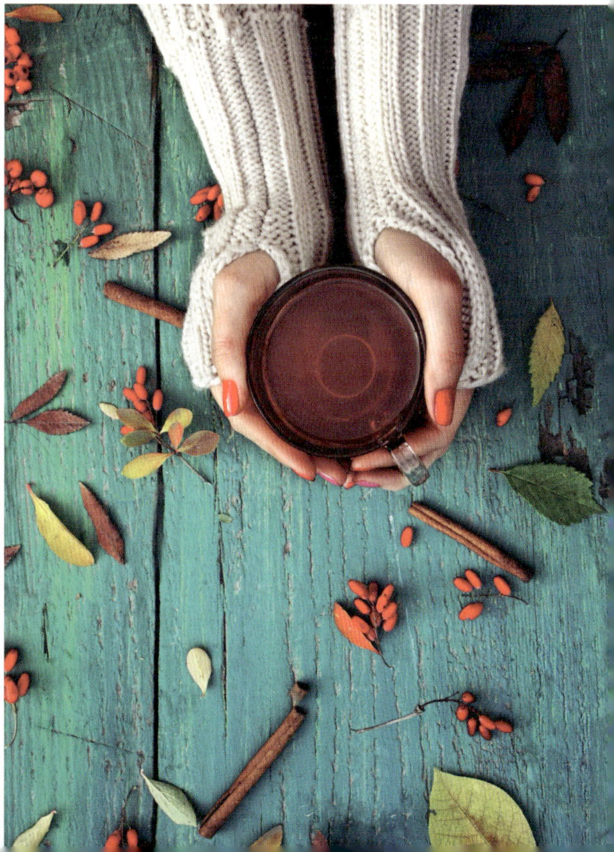

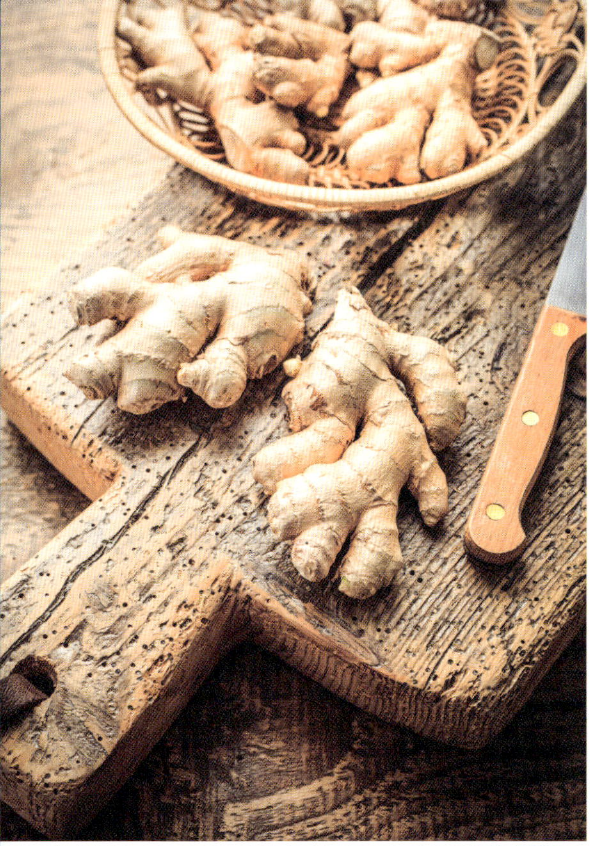

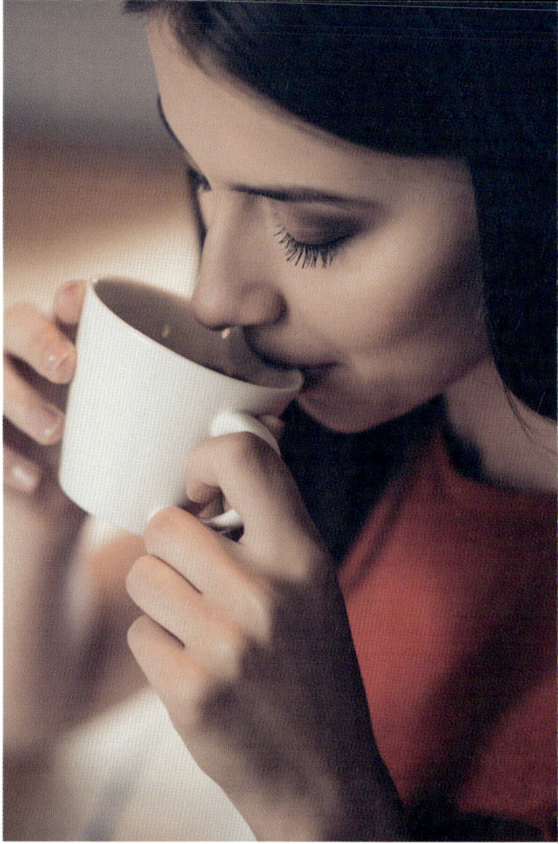

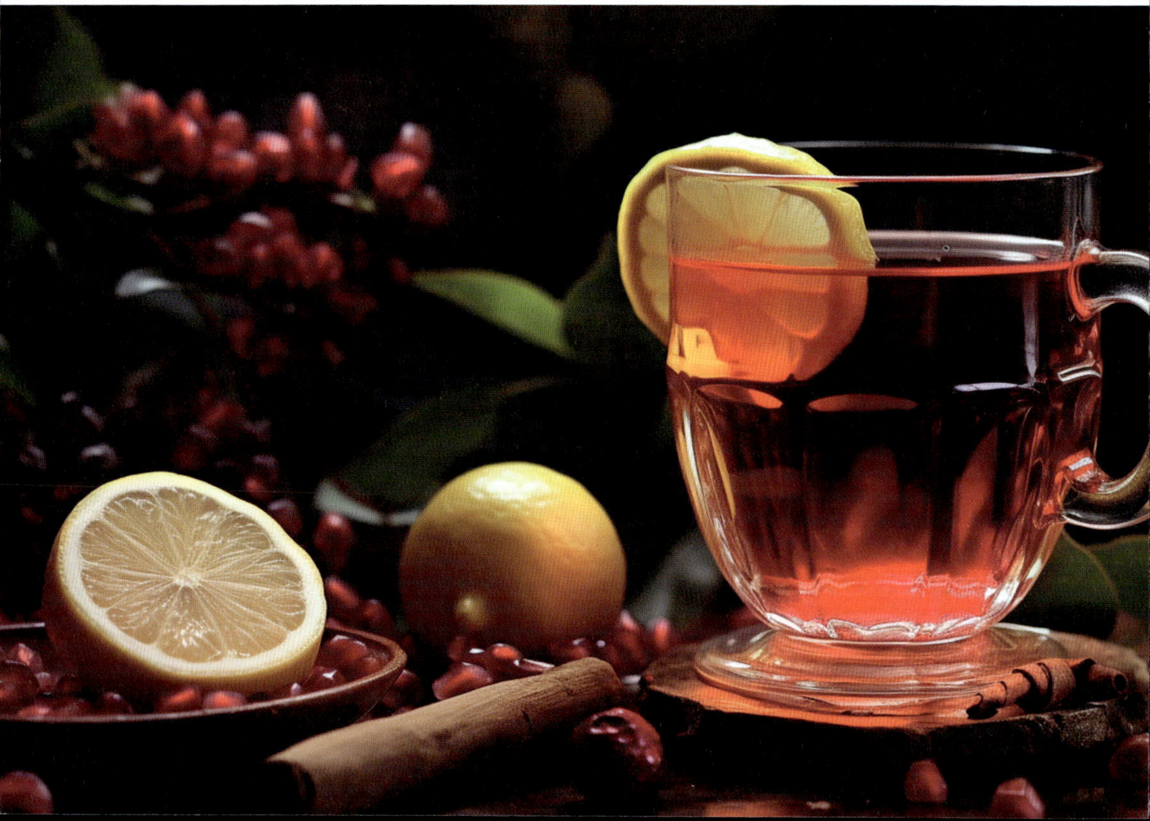

BERBERITZEN-INGWER-TEE MIT ZITRONENHONIG

Zutaten:

- 50 g getrocknete Berberitzenfrüchte
- 1 kleines Stück frischer Ingwer (ca. 2 cm)
- halbe Zitrone
- 1–2 EL Honig
- 1 Liter Wasser

Zubereitung:

Die getrockneten Berberitzenfrüchte und den frischen Ingwer gründlich waschen. Die Berberitzenfrüchte in einem Liter Wasser für vier Stunden einweichen.

Nach der Einweichzeit den Ingwer in dünne Scheiben schneiden und mit den Früchten im Mixer grob zerteilen. Die grob zerteilten Früchte und die Ingwerscheiben erneut für vier Stunden in dem Wasser ruhen lassen.

Das Wasser mit den Berberitzenfrüchten und dem Ingwer in einem Topf füllen, diesen auf den Herd stellen und das Wasser fünf Minuten lang leicht köcheln lassen. Den Tee durch ein feines Sieb abseihen und in eine Teekanne geben.

Frisch gepressten Zitronensaft und Honig hinzufügen, gut umrühren. Abkühlen lassen und genießen.

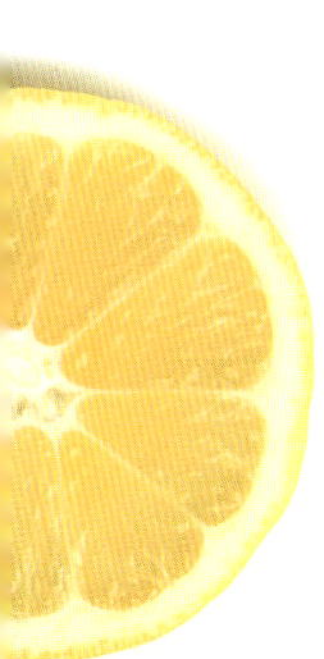

Dieser Berberitzen-Ingwer-Tee mit Zitronenhonig kombiniert die antioxidativen und entzündungshemmenden Eigenschaften der Berberitzenfrüchte mit der wärmenden Wirkung des Ingwers und der frischen Note der Zitrone. Der Honig fügt eine angenehme Süße hinzu, die das gesamte Geschmackserlebnis abrundet. Dieser Tee eignet sich hervorragend für die kühlere Jahreszeit oder wann immer Sie Ihr Immunsystem stärken möchten.

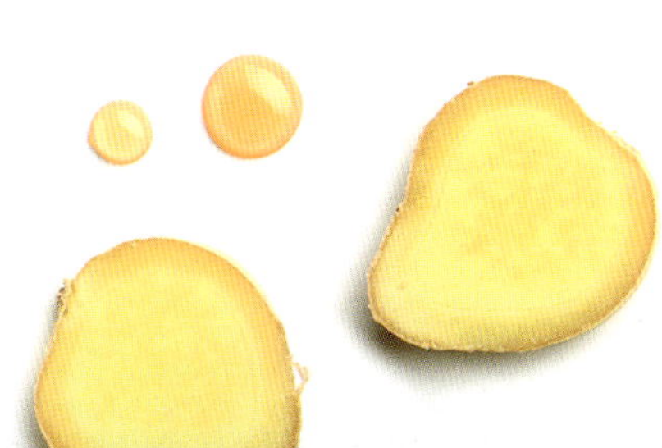

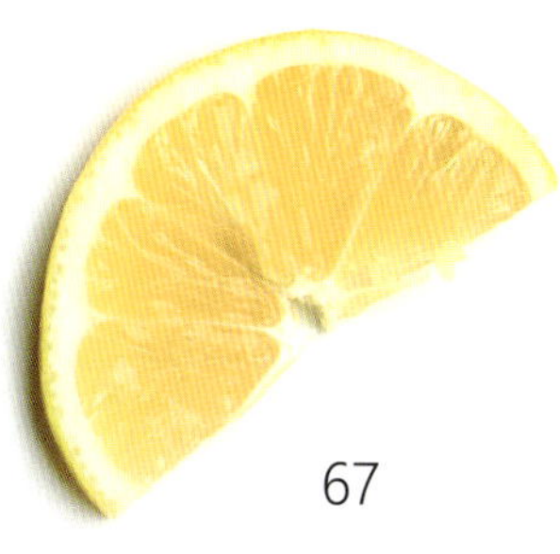

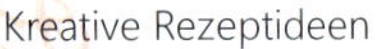
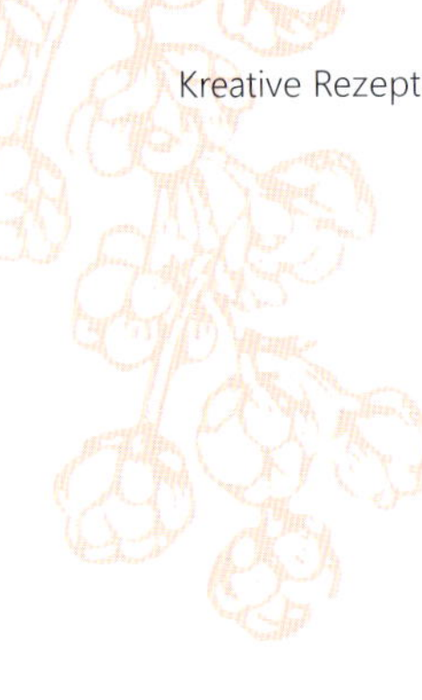

ZERESHK POLO BA MORGH (REIS MIT HÜHNERFLEISCH)

Ein Juwel der persischen Küche
Rezept für vier Personen

In der persischen Küche spielt Reis eine zentrale Rolle. Die Berberitze ist ein wichtiger Bestandteil einiger Gerichte. Berühmt ist beispielsweise der Zereshk Polo, ein Familienrezept, das die sauer-süßen Noten der Berberitze mit dem Aroma von Safran kombiniert, eine Kreation, die Geschichten von Festen, Zusammenkünften und unvergesslichen Momenten erzählt.

Das seit dem Mittelalter als „rotes Gold" bekannte Gewürz Safran ist weit mehr als ein kulinarischer Luxus. Die feinen roten Fäden, die aus der Blüte des Krokus (Crocus sativus) gewonnen werden, bergen auch eine Fülle von gesundheitlichen Vorteilen. Bei der Dosierung von Safran in Speisen ist aber Vorsicht geboten: Immer nur kleine Mengen verwenden.

Zereshk Polo ba Morgh ist ein festliches persisches Rezept, das gerne zu besonderen Anlässen und Feierlichkeiten serviert wird. Dieses Gericht ist eine geschmackliche Symphonie und repräsentiert die Essenz der persischen Küche in all ihrer Harmonie und Feinheit.

Zutaten:

Für den Reis:

- 250 g Basmatireis
- 375 ml Wasser
- 75 g Butterschmalz
- 1 EL Zucker
- ⅛ TL Safran (gemahlen)
- 50 g getrocknete Berberitzenfrüchte
- Weitere 0,5 g Butterschmalz zum Anbraten der Berberitzenfrüchte
- ½ TL Zucker für die Berberitzenfrüchte

Für das Huhn:

- 1 Zwiebel (groß)
- 1 TL Kurkuma
- 4 Hühnerkeulen
- 4 Lorbeerblätter
- ¼ TL Safranfäden
- Salz
- Pfeffer
- Öl zum Anbraten
- 150 ml Wasser

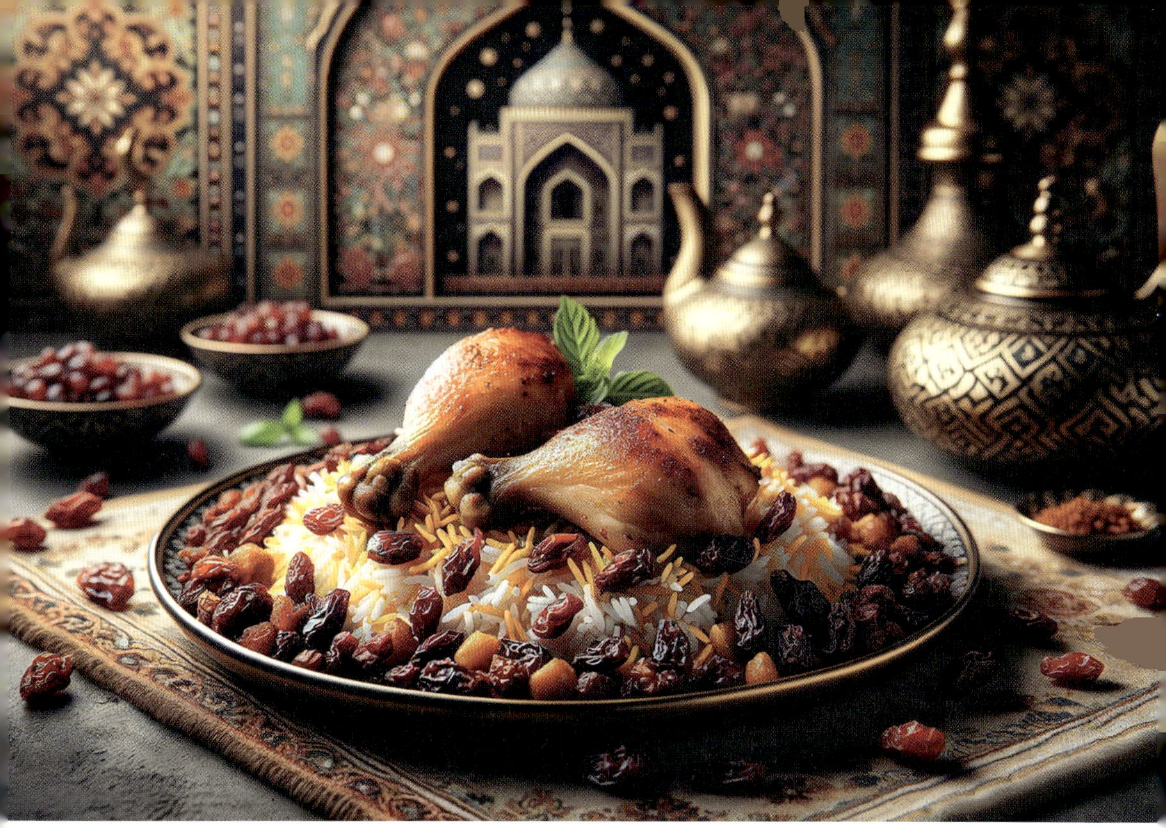

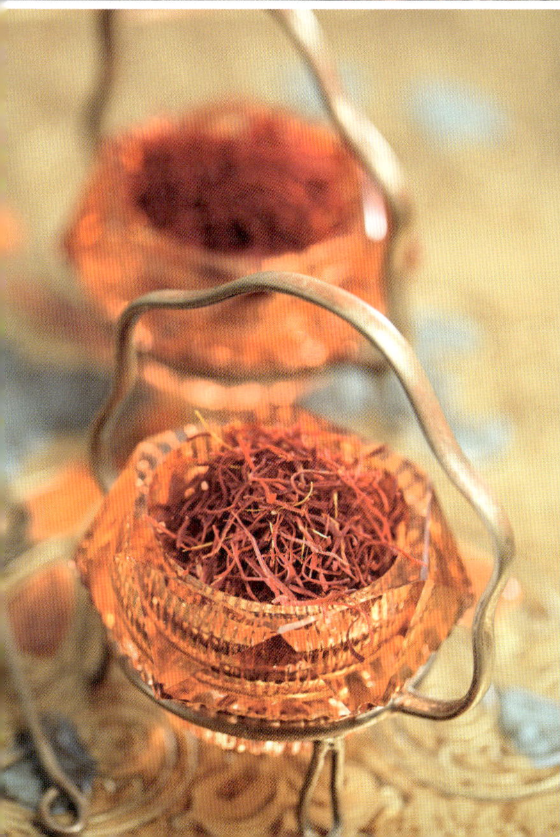

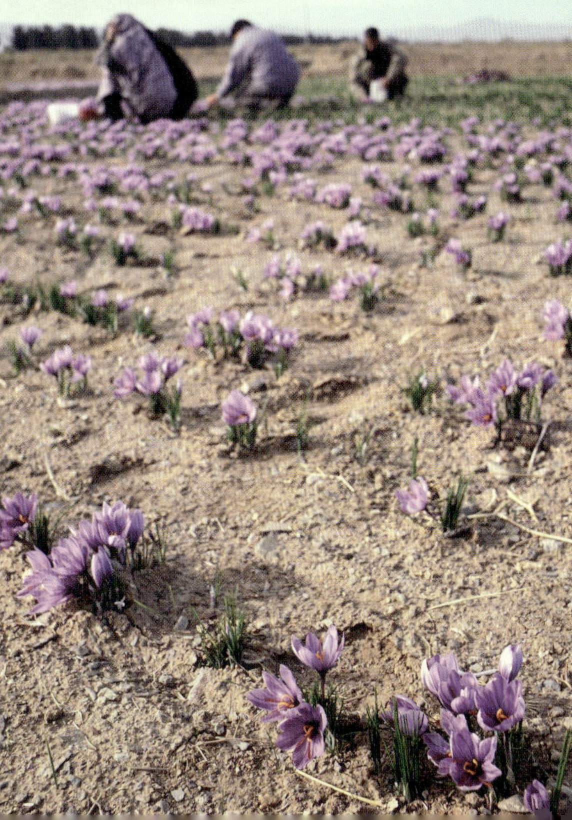

Zubereitung Reis:

Den Basmatireis (oder Ihre bevorzugte Reissorte) gründlich mit kaltem Wasser waschen, bis das Wasser klar bleibt. Den gewaschenen Reis dann mit dem Wasser in einen Topf geben, leicht salzen und zum Kochen bringen. Anschließend bei niedriger Hitze mit geschlossenem Deckel 20 Minuten quellen lassen.

Safran-Butterschmalz: In einer großen Pfanne das Butterschmalz erhitzen und 1 EL Zucker sowie ⅛ TL Safran hinzufügen. Kurz köcheln lassen, bis die Butter eine goldgelbe Farbe annimmt.

Reis fertig garen: Den vorgekochten Reis hinzufügen und sanft in die Safran-Butter-Mischung einrühren. Alles leicht andrücken und abgedeckt bei geringer Hitze 15–20 Minuten fertig garen lassen. Es sollte sich am Boden der Pfanne eine goldgelbe Kruste bilden.

Berberitzenfrüchte zubereiten: Die Früchte unter fließendem Wasser abspülen. In einer kleinen Pfanne das restliche Butterschmalz erhitzen, die Berberitzen mit ½ TL Zucker hinzugeben und kurz anbraten, bis sie erwärmt sind.

Den Berberitzenreis auf eine Platte stürzen und die warmen Berberitzen darüber verteilen. Mit dem fertigen Huhn sofort servieren.

Zubereitung Hühnerkeulen:

Die Keulen gut waschen und sorgfältig abtrocknen. Die Zwiebel schälen und würfeln. Die Zwiebel in einem Bräter mit etwas Öl kurz anbraten und mit Kurkuma würzen.

Die Hühnerkeulen auf die Zwiebelstücke legen, mit ⅛ TL Safran würzen und die Lorbeerblätter hinzufügen.

Den Bräter mit Deckel fest verschließen und alles für fünf Minuten stark anbraten, dann mit ca. 150 ml kochendem Wasser ablöschen.

Salz und Pfeffer hinzufügen und alles bei kleiner Flamme zugedeckt für etwa eine Stunde schmoren lassen.

Dieses Rezept ist ein echtes Fest für die Sinne und vereint die vielfältigen Aromen und Texturen der persischen Küche in einem einzigen Gericht.

RÜHREI MIT FETA UND BERBERITZEN

Rezept für eine Person

Eiergerichte sind aufgrund ihrer Fähigkeit, verschiedene Aromen aufzunehmen, ein Grundpfeiler vielseitiger Küchen. Die Kombination aus Feta und Berberitzen in einem Rührei führt zu einer geschmackvollen Verbindung mit den kulinarischen Traditionen des Nahen Ostens. Dieses Gericht lässt sich ideal mit verschiedenen Brotsorten genießen. Die sanfte Zubereitung sorgt für eine fluffige Konsistenz mit cremig geschmolzenem Feta.

Zutaten:

- 2 frische Eier
- 50 g Feta, krümelig zerstoßen
- 1 kleine Handvoll getrocknete Berberitzenfrüchte
- 1 EL Olivenöl
- ½ EL Butter
- ½ EL Zucker zum Karamellisieren der Berberitzen
- 1 Prise Kurkuma
- Getrocknete Minze, nach Geschmack
- Salz und frisch gemahlener schwarzer Pfeffer

Zubereitung:

Berberitzen in kaltem Wasser etwa 10 Minuten einweichen und dann gut abtropfen lassen. In einer kleinen Pfanne die Butter erhitzen, Berberitzen hinzufügen, mit Zucker bestreuen und bei niedriger Hitze karamellisieren, dabei ständig rühren.

Eier in eine Schale geben und mit Kurkuma, Salz sowie Pfeffer verquirlen.

Olivenöl in einer Pfanne erhitzen, die Eimischung hinzugeben und die Hälfte des Fetakäses einrühren. Bei niedriger Hitze langsam garen, dabei stetig umrühren, um die Aromen zu vermischen.

Wenn das Rührei fast fertig ist, den restlichen Feta und die karamellisierten Berberitzen darübergeben und mit getrockneter Minze abschließen.

Servieren Sie das Rührei mit Ihrem bevorzugten Brot für ein nahrhaftes und aromatisches Essen.

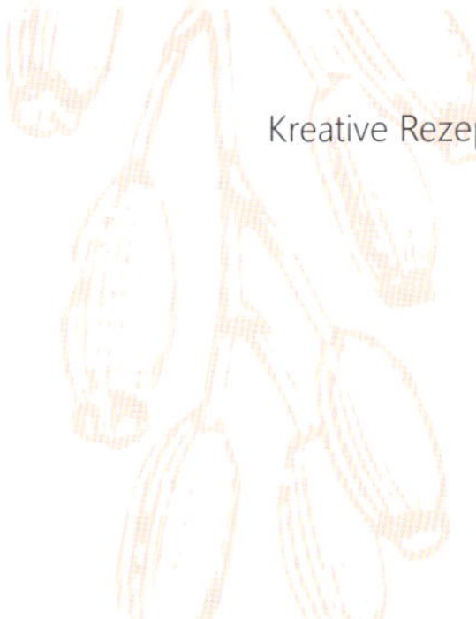

KUKU SABZI (PERSISCHE KRÄUTERFRITTATA OHNE MILCHPRODUKTE)

Rezept für zwei Personen

Diese traditionelle persische Frittata, reich an frischen Kräutern und mit Walnüssen sowie getrockneten Berberitzen gekrönt, eignet sich hervorragend für Brunches. Sie ist nicht nur köstlich, sondern auch frei von Milchprodukten, glutenfrei und vegetarisch.

Zutaten:

- 60 g getrocknete Berberitzenfrüchte (Zereshk)
- 40 g Butter
- 2 kleine Zwiebeln, gehackt
- 6 große Eier
- Eine Prise Meersalz
- 1 TL Pfeffer
- 2 TL Backpulver
- 1 EL Advieh (persische Gewürzmischung)
- 1 TL Kurkumapulver
- Saft einer Zitrone
- 50 g frischer Koriander, fein gehackt
- 50 g frische Petersilie, fein gehackt
- 100 g grob gehackter Spinat
- Gehackte Walnüsse nach Geschmack

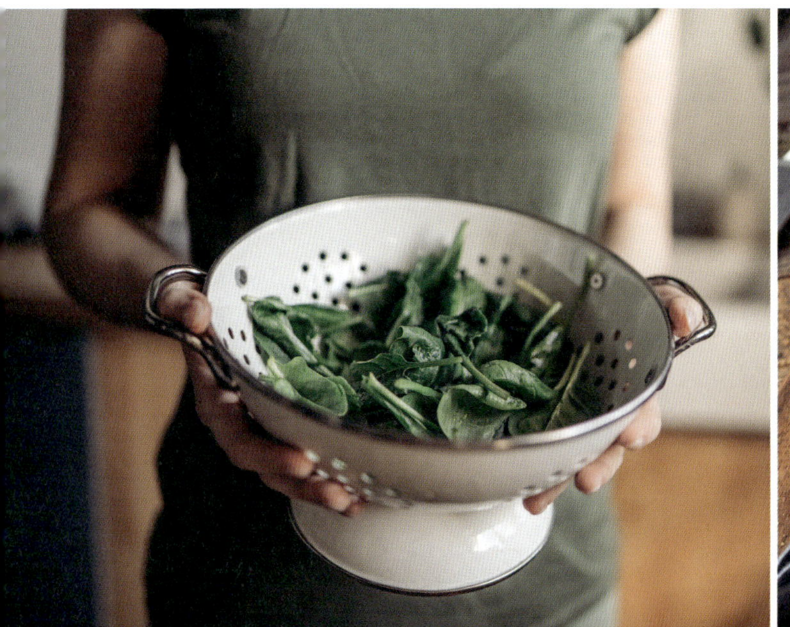

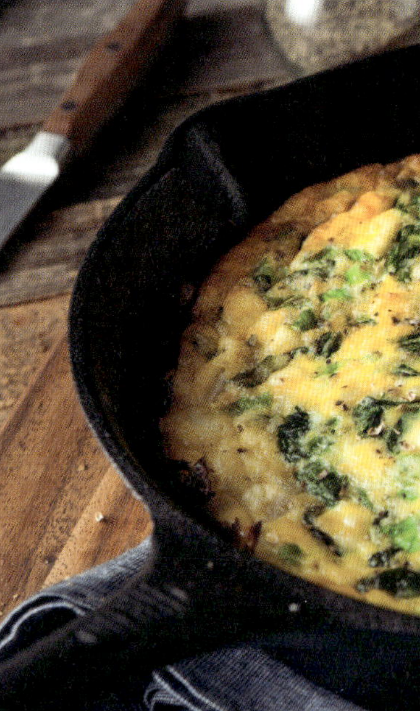

Zubereitung:

Die getrockneten Berberitzen in eine Schüssel geben, mit heißem Wasser bedecken und abdecken. Beiseitestellen.
Die Hälfte der Butter in einer Pfanne bei mittlerer bis hoher Hitze erhitzen, die Zwiebeln mit etwas Salz hinzufügen und sautieren, bis sie braun sind. Zur Seite stellen und abkühlen lassen.
In einer großen Rührschüssel 6 Eier zu einer glatten und gleichmäßigen Masse verquirlen.
Während des Rührens nacheinander Salz, Pfeffer, Backpulver, Advieh-Gewürzmischung und Kurkuma hinzufügen. Optional: Für mehr Fluffigkeit Zitronensaft einrühren.
Die gehackten Kräuter und den Spinat unterrühren.

Die abgekühlten Zwiebeln und gehackten Walnüsse hinzufügen und alles gut vermengen.
Die restliche Butter in eine heiße Pfanne geben. Die Eimasse in die Pfanne geben, gleichmäßig verteilen, die abgetropften Berberitzen darüberstreuen und bei mittlerer bis niedriger Hitze etwa 16 Minuten garen. Die Frittata sollte an den Rändern blubbern, ohne dass Rauch entsteht.
Die Pfanne vom Herd nehmen und sofort im oberen Teil des Ofens unter dem Grill 2–3 Minuten überbacken, bis die Frittata goldbraun ist.

Achtung: Zwischen „goldbraun" und „verbrannt" liegen nur Sekunden, daher den Backvorgang im Blick behalten.

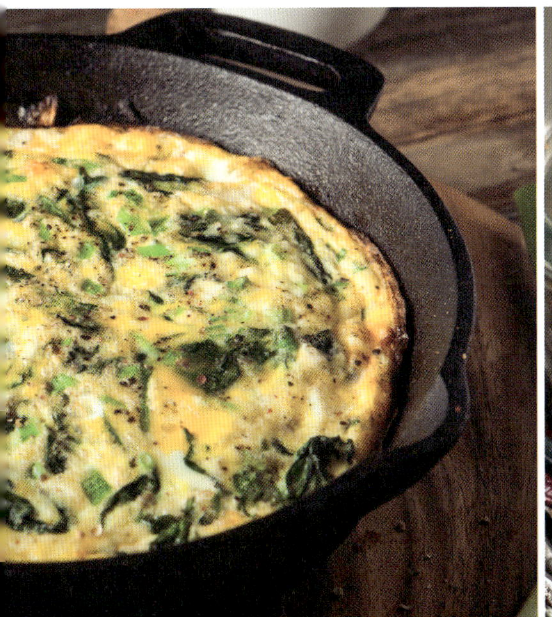

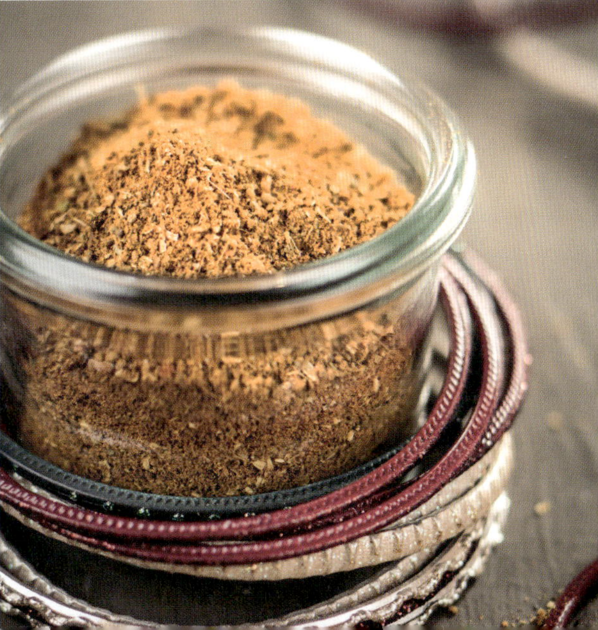

BERBERITZEN-GARNELEN AUF LINSENBETT

Rezept für 4 Personen

Zutaten:

- 500 g Linsen
- 200 g getrocknete Berberitzenfrüchte
- 1 großzügiges Stück Butter
- Etwa 30 fleischige Garnelen, geschält und entdarmt
- 1 TL gemahlener Safran, aufgebrüht mit einem Schuss kochendem Wasser
- 8 EL Olivenöl
- 2 cm frischer Ingwer, fein gehackt
- 6 EL Granatapfelsirup
- Saft und abgeriebene Schale von 2 Limetten
- Salz und grob gemahlener schwarzer Pfeffer nach Geschmack
- 8 Frühlingszwiebeln, gehackt
- 1 Bund frische Minze, entstielt und gehackt
- 1 Bund frische Petersilie, entstielt und gehackt

Zubereitung:

Linsen gründlich sieben, um kleine Steine zu entfernen. In einen Topf mit kaltem Wasser geben, zum Kochen bringen und etwa 30 Minuten lang köcheln lassen, bis die Linsen bissfest sind. Anschließend abgießen und abkühlen lassen.
Berberitzen in kaltem Wasser etwa 20 Minuten einweichen. Danach die Beeren vorsichtig auspressen.
In einer großen Pfanne die Butter erhitzen. Die Garnelen hinzufügen und etwa 3 Minuten lang sautieren. Danach die Berberitzen dazugeben (sollten Sie vorgekochte Garnelen verwenden, können Berberitzen und Garnelen gleichzeitig gebraten werden) und weitere 2 Minuten unter Rühren braten. Das Safranwasser einrühren, gut vermischen und von der Hitze nehmen.

In einer großen Schüssel Olivenöl, gehackten Ingwer, Granatapfelsirup, Limettensaft und -schale sowie Salz und Pfeffer zu einem Dressing verquirlen. Anschließend die abgekühlten Linsen, die Garnelen-Berberitzen-Mischung und das Dressing sorgfältig vermengen. Zum Schluss die gehackten Frühlingszwiebeln sowie Minze und Petersilie unterheben.

Servieren Sie dieses Gericht warm als farbenfrohe und aromatische Hauptspeise, die sowohl das Auge als auch den Gaumen erfreut.

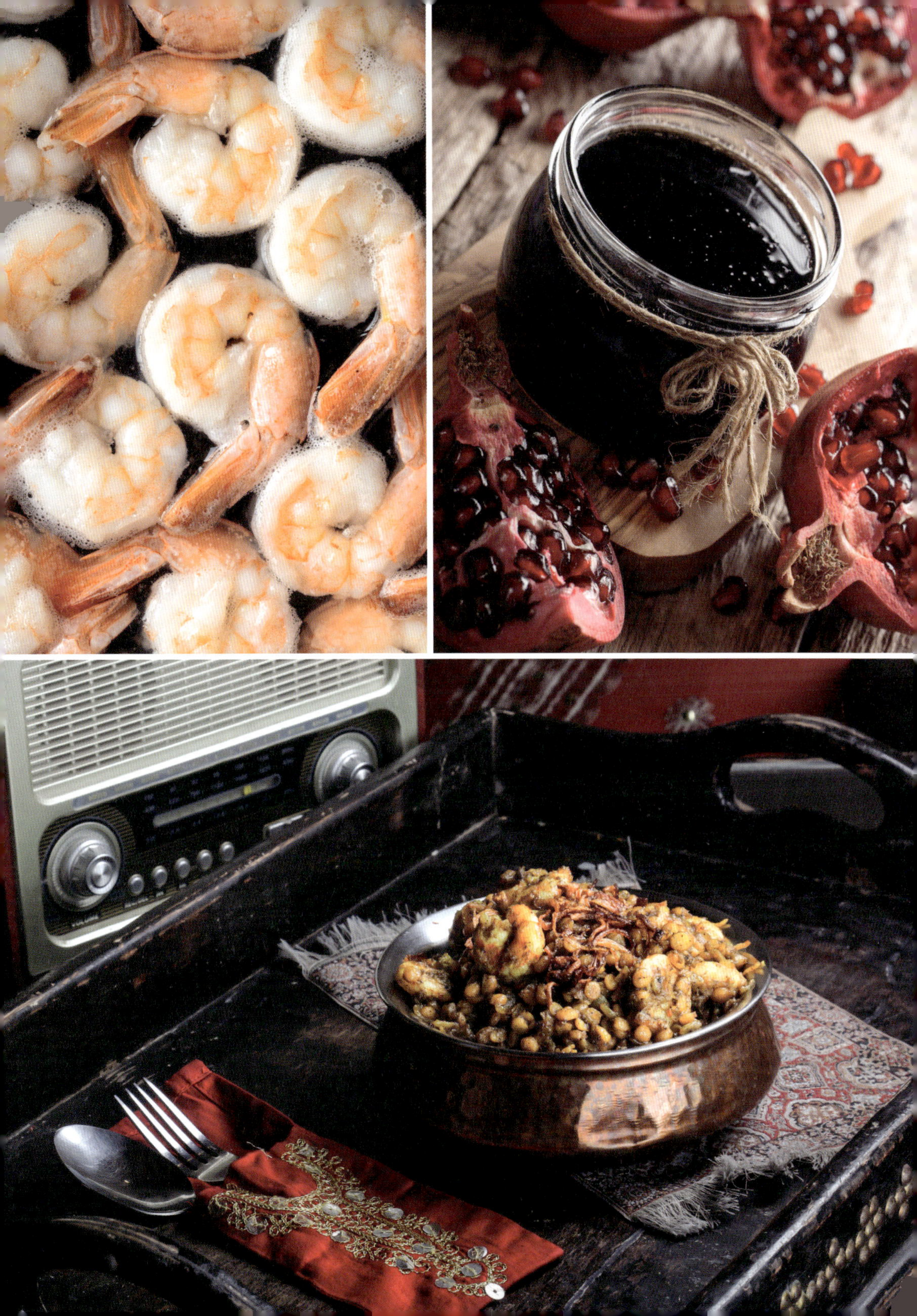

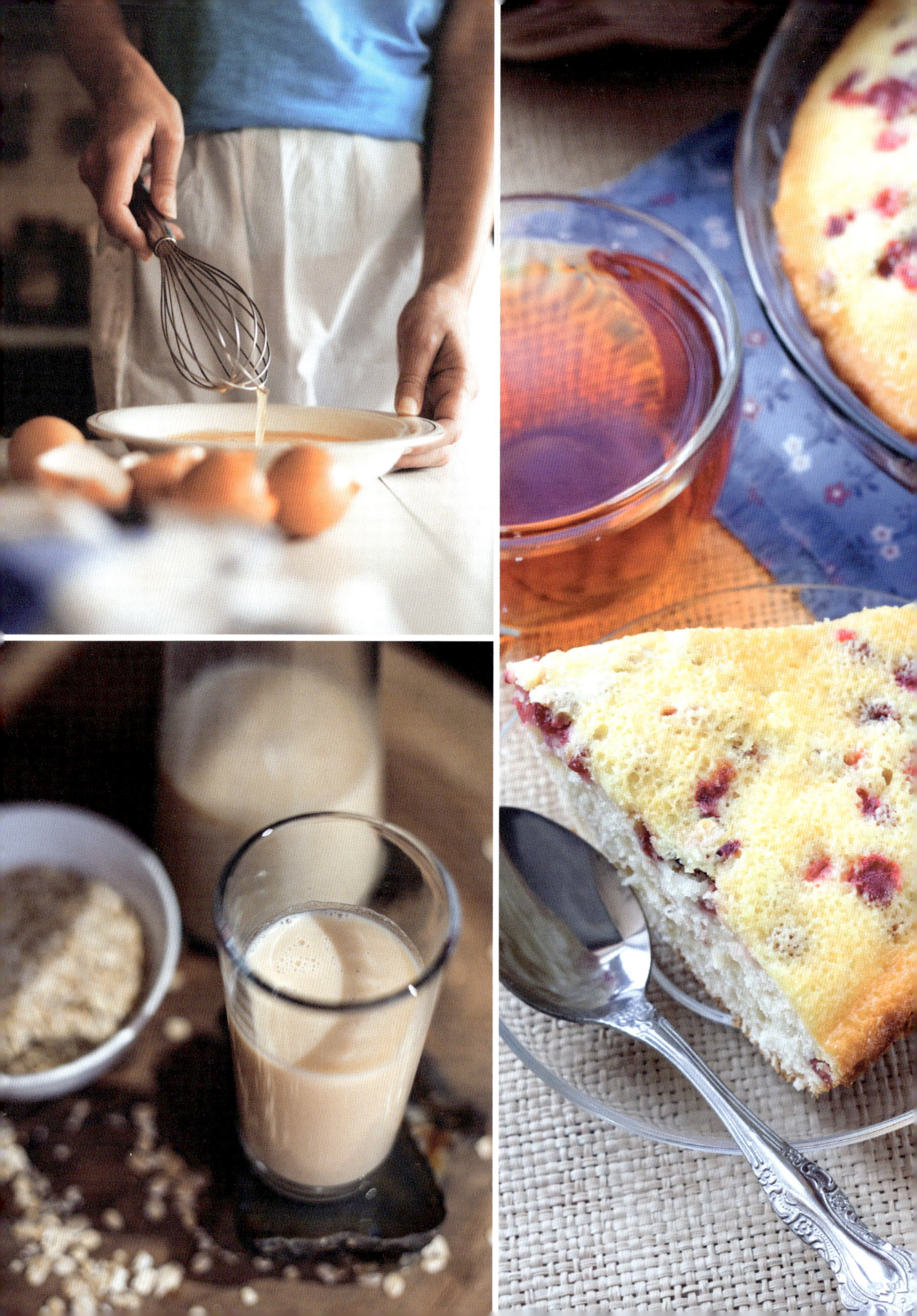

BERBERITZENKUCHEN

Zutaten:

- 225 g Mehl
- 1 TL Backpulver
- 100 g Feinkristallzucker
- 3 TL Honig oder Ahornsirup
- 70 ml Öl
- 130 ml vegane Milch (Soja-, Mandel-, Hafermilch etc.)
- ½ TL Vanilleessenz
- 1 TL Apfelessig
- 40 g getrocknete Berberitzenfrüchte

Zubereitung:

Eine Kuchenform mit 20 cm Durchmesser einfetten oder mit Backpapier auslegen. Den Ofen auf 180° C vorheizen.

In einer großen Schüssel das gesiebte Mehl und das Backpulver vermischen. In einer separaten Schüssel die restlichen Zutaten – ohne die Berberitzen – miteinander vermengen.

Die Hälfte der feuchten Mischung zu den trockenen Zutaten geben und unterrühren, dann die restliche Mischung hinzufügen und glatt rühren, um Klümpchen zu vermeiden.

Die Berberitzen vorsichtig unter den Teig heben und dann die Masse in die vorbereitete Kuchenform gießen.

Den Kuchen für 25 bis 30 Minuten backen, dabei nach der Hälfte der Zeit wenden, um eine gleichmäßige Bräunung zu erzielen. Wenn der Kuchen durchgebacken ist, sollte er auf einem Kuchengitter abkühlen, bevor er serviert wird.

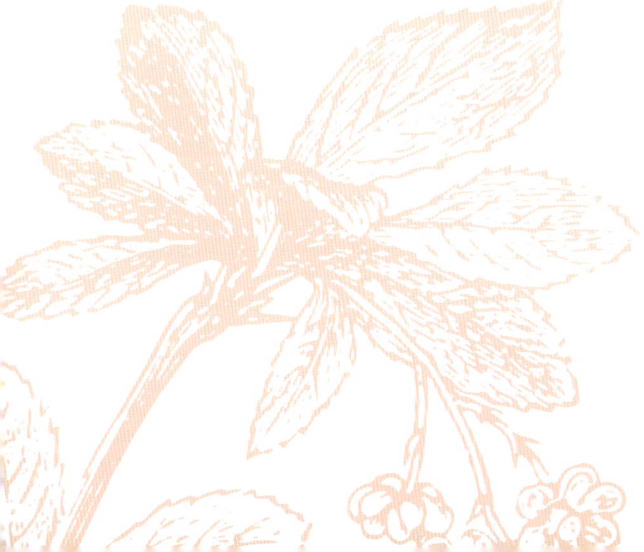

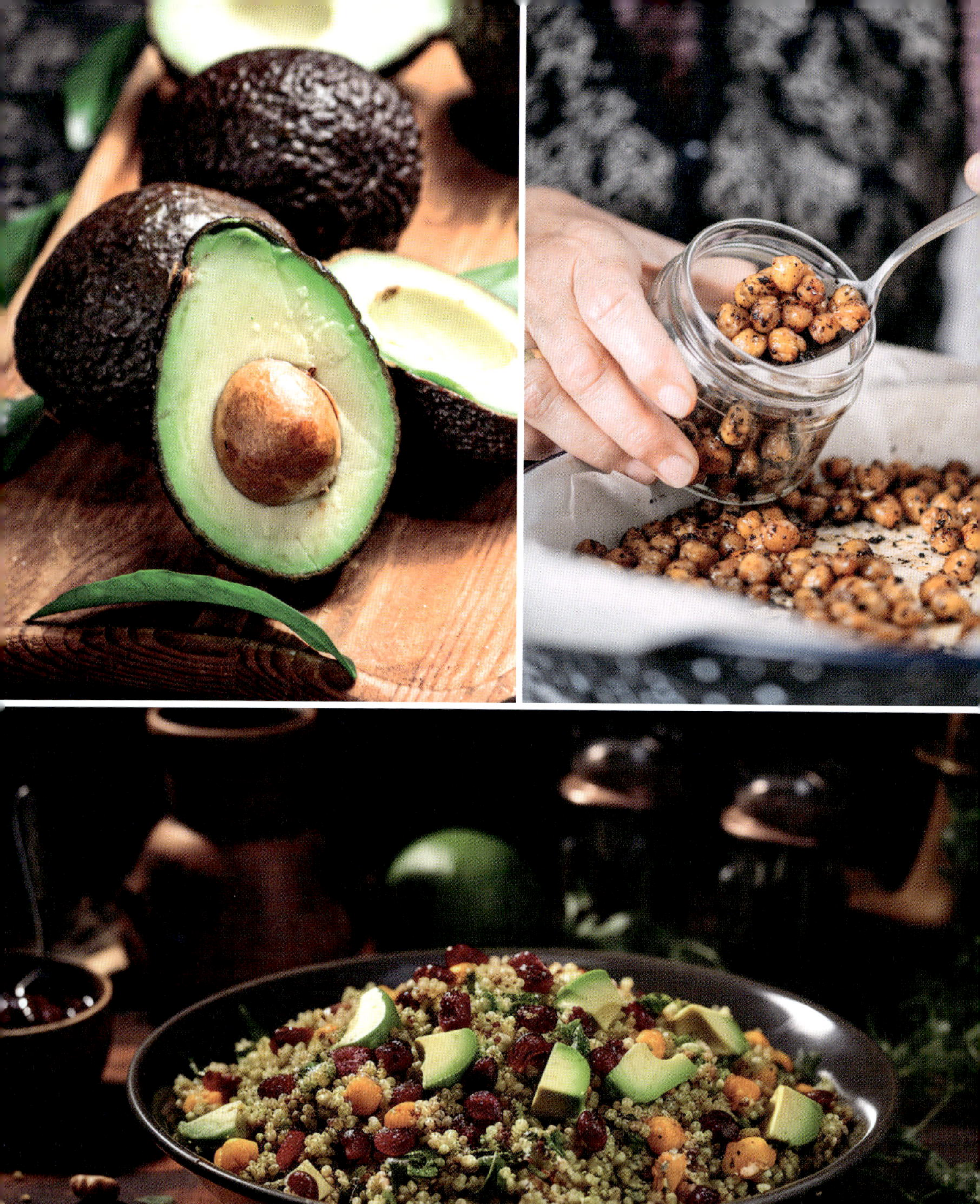

BERBERITZEN-QUINOA-SALAT MIT AVOCADO UND GERÖSTETEN KICHERERBSEN

Rezept für vier Personen

Zutaten:

- 1 Tasse Quinoa
- 2 Tassen Wasser
- 1 Tasse getrocknete Berberitzenfrüchte
- 1 Avocado, gewürfelt
- 1 Dose Kichererbsen (ca. 400 g), abgetropft und abgespült
- 1 Handvoll frische Minze, gehackt
- 1 Handvoll frische Petersilie, gehackt
- Saft einer Zitrone
- 2 EL Olivenöl
- Salz und Pfeffer nach Geschmack

Zubereitung:

Quinoa nach Packungsanweisung in Wasser kochen und abkühlen lassen.

Kichererbsen mit etwas Olivenöl, Salz und Pfeffer mischen und bei 200° C für 20–25 Minuten im Ofen rösten, bis sie knusprig sind.

Die getrockneten Berberitzen in warmem Wasser für etwa 20 Minuten einweichen, dann abtropfen lassen.

Die gehackte Minze, Petersilie, Zitronensaft und Olivenöl in einer großen Schüssel vermengen.

Quinoa, Berberitzenfrüchte, Avocado und geröstete Kichererbsen zur Kräutermischung hinzufügen. Gut durchmischen und mit Salz und Pfeffer abschmecken.

Dieses Gericht verbindet das Beste aus zwei Welten: Die traditionelle persische Küche, repräsentiert durch die Berberitzen und die frischen Kräuter, trifft auf moderne, gesundheitsbewusste Elemente wie Quinoa und Avocado. Die Kichererbsen fügen eine knusprige Textur hinzu, die dem Gericht zusätzlichen Pepp verleiht. Es ist eine Explosion von Geschmack, Textur und Farbe.

BERBERITZEN-SMOOTHIE-BOWL MIT CHIA-SAMEN UND BEEREN

Rezept für eine Person

Zutaten:

- 1 Banane, gefroren
- 1 Handvoll Spinat oder Grünkohl
- ½ Tasse Kokos- oder Mandelmilch
- 2 EL getrocknete Berberitzenfrüchte
- 1 EL Chia-Samen
- ½ Tasse gemischte Beeren (Himbeeren, Erdbeeren, Blaubeeren)
- Ein paar Mandelblättchen oder Walnüsse
- 1 TL Honig oder Ahornsirup (optional)

Zubereitung:

Die getrockneten Berberitzenfrüchte für 20 Minuten in warmem Wasser einweichen und abtropfen lassen.

Gefrorene Banane, eingeweichte Berberitzen, Spinat oder Grünkohl und Kokos- oder Mandelmilch in einem Mixer zu einem cremigen Smoothie pürieren.

Den Smoothie in eine Schale gießen und glatt streichen. Mit Chia-Samen, gemischten Beeren und Nüssen belegen. Für zusätzliche Süße kann ein Teelöffel Honig oder Ahornsirup darüber geträufelt werden.

Diese Smoothie-Bowl ist nicht nur äußerst schmackhaft, sondern auch ein Kraftpaket an Vitalstoffen. Die Berberitzen bringen ihre antioxidativen Eigenschaften ein, während Chia-Samen eine gute Quelle für Omega-3-Fettsäuren sind. Spinat oder Grünkohl steuern Eisen und Vitamine bei, und die Beeren sind reich an Antioxidantien. Die Banane liefert natürliche Süße und Kalium. Ein perfektes Frühstück oder eine nahrhafte Zwischenmahlzeit, die Tradition und moderne Ernährungswissenschaft in einem farbenfrohen Gericht vereint.

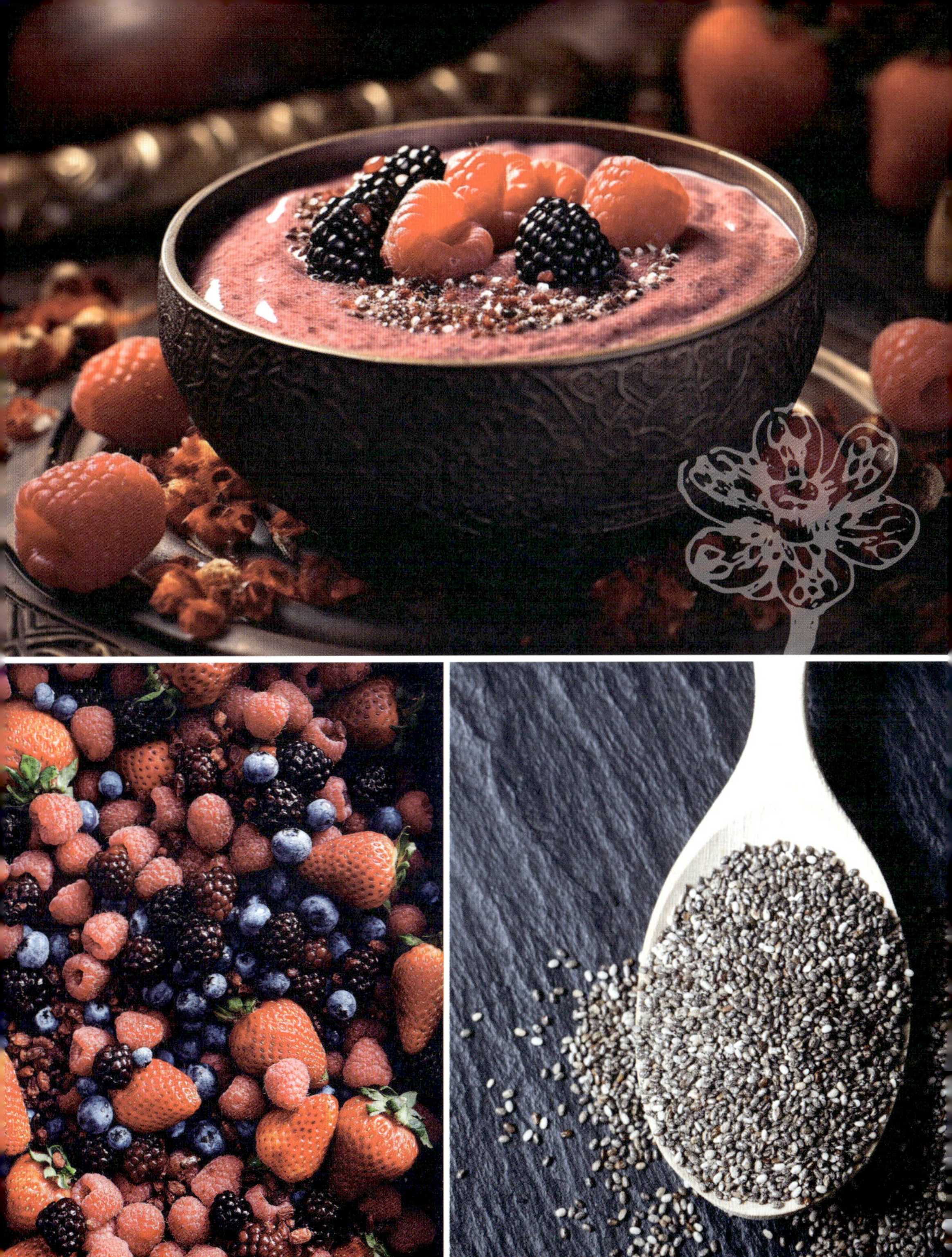

BERBERITZEN-QUINOA-BOWL MIT GERÖSTETEM GEMÜSE UND TAHINI-DRESSING

Rezept für zwei Personen

Zutaten:

- 1 Tasse Quinoa
- 1 ½ Tassen Gemüsebrühe
- ¼ Tasse getrocknete Berberitzenfrüchte
- 2 mittelgroße Süßkartoffeln, gewürfelt
- 1 roter Paprika, in Streifen geschnitten
- 1 kleiner Brokkoli, in Röschen geteilt
- 2 EL Olivenöl
- Salz und Pfeffer nach Geschmack
- 1 Avocado, in Scheiben geschnitten
- ¼ Tasse Tahini
- Saft einer Zitrone
- 2 Knoblauchzehen, gepresst
- Ein paar Blätter frisches Basilikum (gehackt)

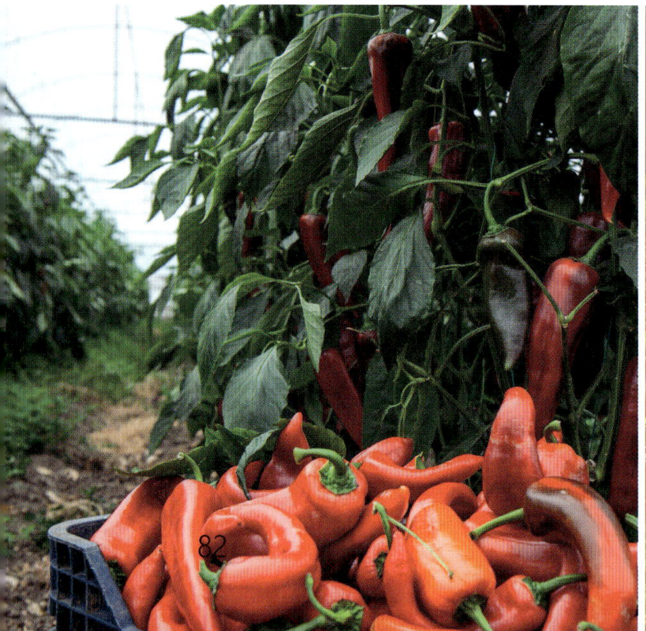

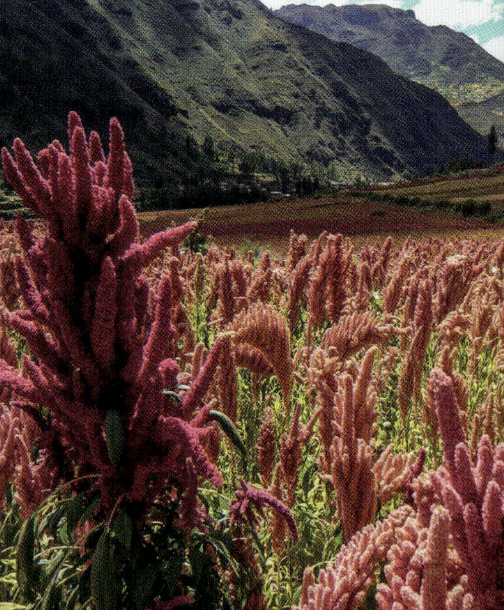

Zubereitung:

Die Gemüsebrühe zum Kochen bringen, Quinoa hinzufügen und auf niedriger Hitze köcheln lassen, bis das Wasser aufgesogen ist (ca. 15 Minuten). Vom Herd nehmen und ruhen lassen.

Die getrockneten Berberitzenfrüchte in warmem Wasser für 20 Minuten einweichen, dann abtropfen lassen und zum Quinoa hinzufügen.

Den Ofen auf 200° C vorheizen. Süßkartoffeln, Paprika und Brokkoli in einer großen Schüssel mit Olivenöl, Salz und Pfeffer mischen. Auf einem Backblech verteilen und ca. 20–25 Minuten rösten. Während das Gemüse röstet, das Tahini-Dressing zubereiten: Tahini, Zitronensaft und Knoblauch in einer Schüssel vermengen. Bei Bedarf mit Wasser verdünnen. In einer großen Schüssel Quinoa, geröstetes Gemüse und Avocadoscheiben anrichten. Mit Tahini-Dressing und frisch gehacktem Basilikum garnieren.

Dieses Gericht vereint die nährstoffreiche Kraft der Quinoa mit der traditionsreichen und gesundheitsfördernden Berberitzenfrucht. Das geröstete Gemüse bringt eine warme, herzhafte Komponente ins Spiel, während das Tahini-Dressing eine cremige, würzige Note hinzufügt. Es ist eine Bowl voller Farben, Aromen und Texturen, die nicht nur die Augen, sondern auch den Gaumen erfreut. Ideal für alle, die auf der Suche nach einer ausgewogenen und vitalen Mahlzeit sind.

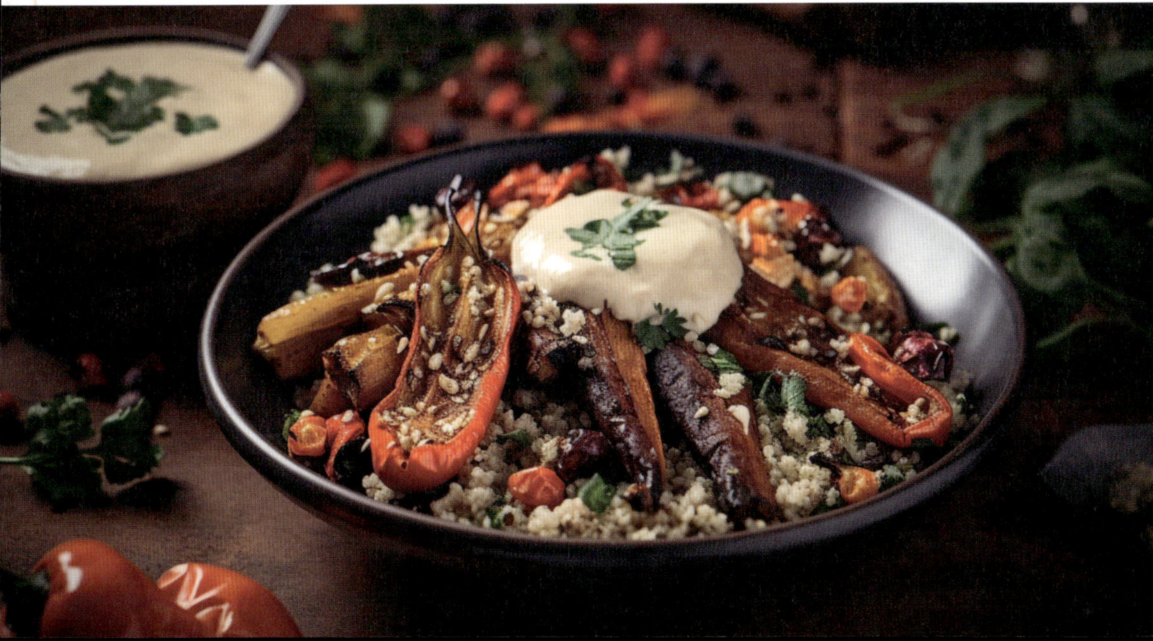

BERBERITZEN-VEGGIE-BURGER

Rezept für eine Person

Zutaten:

- 1 Tasse gekochte Kichererbsen oder Linsen
- ½ Tasse getrocknete Berberitzenfrüchte
- 1 kleine Zwiebel, fein gewürfelt
- 2 Knoblauchzehen, gehackt
- 1 TL Kreuzkümmel
- 1 TL Paprikapulver
- Salz und Pfeffer nach Geschmack
- 2–3 EL Olivenöl
- 1 Ei oder ein Eiersatz für die vegane Variante
- ½ Tasse Paniermehl oder Haferflocken

Zubereitung:

Weichen Sie die getrockneten Berberitzenfrüchte in warmem Wasser für etwa 20 Minuten ein. Anschließend gut abtropfen lassen.

In einer großen Schüssel die zerdrückten Kichererbsen oder Linsen, eingeweichte Berberitzenfrüchte, Zwiebel, Knoblauch, Kreuzkümmel und Paprika vermengen. Fügen Sie Salz und Pfeffer nach Geschmack hinzu. Fügen Sie das Ei oder den Eiersatz sowie das Paniermehl oder die Haferflocken hinzu. Alles gut vermengen, bis eine formbare Masse entsteht.

Teilen Sie die Masse in vier gleichgroße Portionen und formen Sie daraus Burger-Patties.

Erhitzen Sie das Olivenöl in einer Pfanne auf mittlerer Hitze. Braten Sie die Burger etwa 4–5 Minuten pro Seite oder bis sie goldbraun und knusprig sind.

Legen Sie den Berberitzen-Veggie-Burger auf ein Vollkornbrötchen und garnieren Sie ihn nach Wunsch mit frischen Salatblättern, Tomatenscheiben und Ihrer Lieblingssauce.

Dieser Berberitzen-Veggie-Burger ist nicht nur vegetarisch, sondern auch sehr geschmackvoll. Die Berberitzen verleihen dem Burger eine einzigartige säuerliche Note, die hervorragend mit den erdigen Aromen der Kichererbsen oder Linsen harmoniert. Der Burger ist auch reich an pflanzlichen Proteinen und Ballaststoffen, was ihn zu einer ausgezeichneten und gesunden Wahl macht.

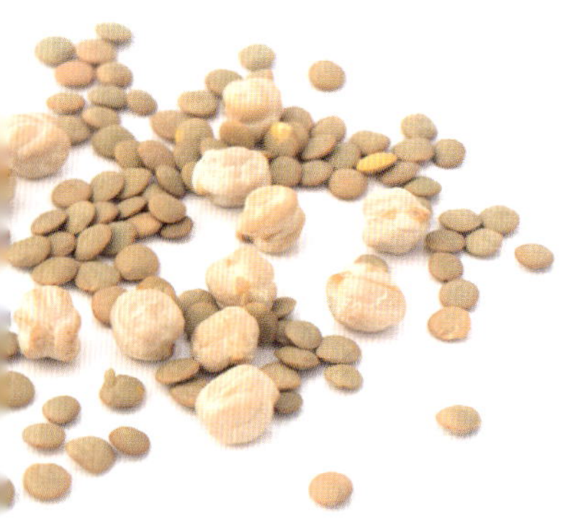

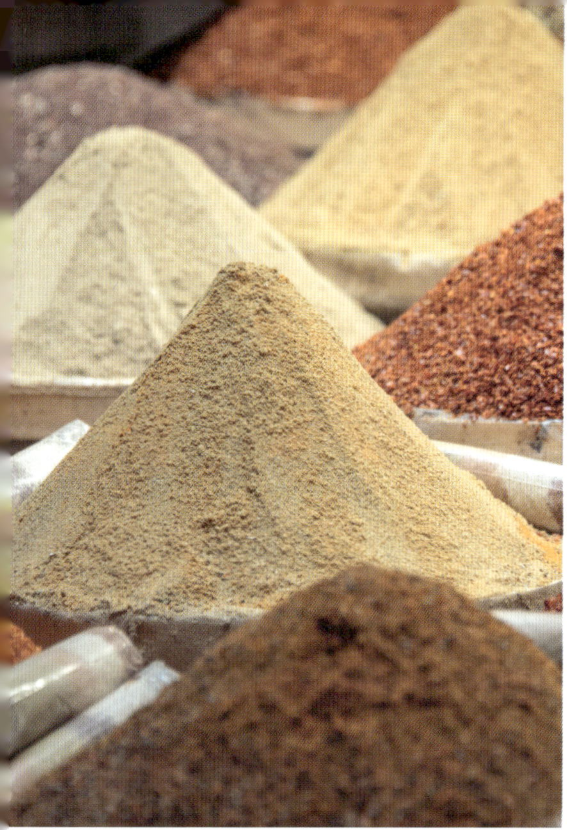

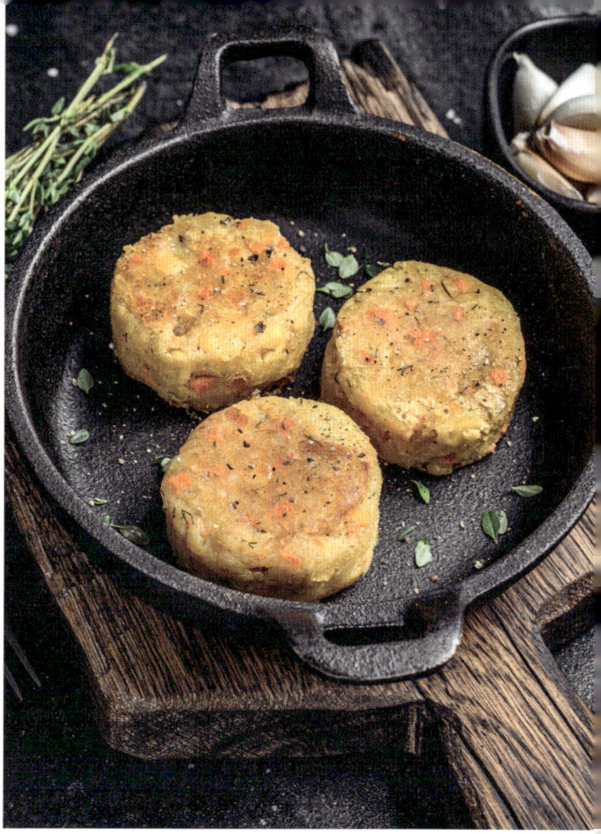

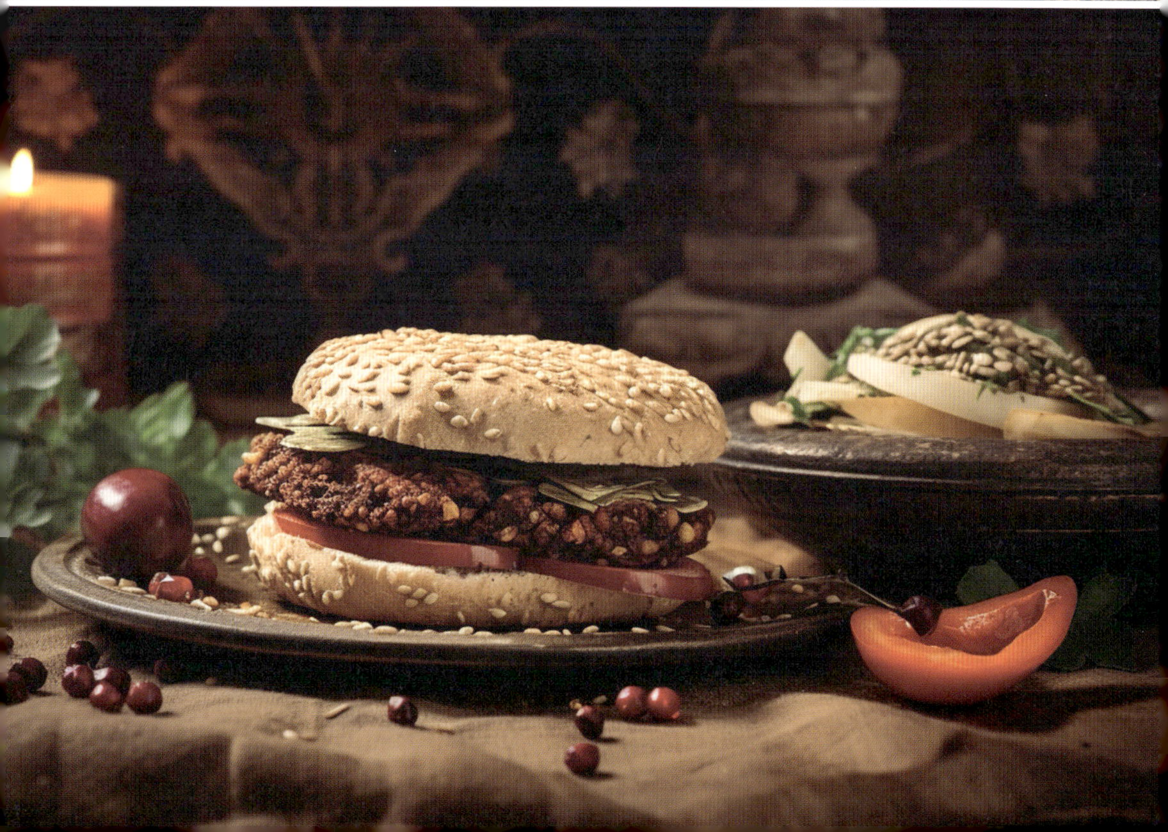

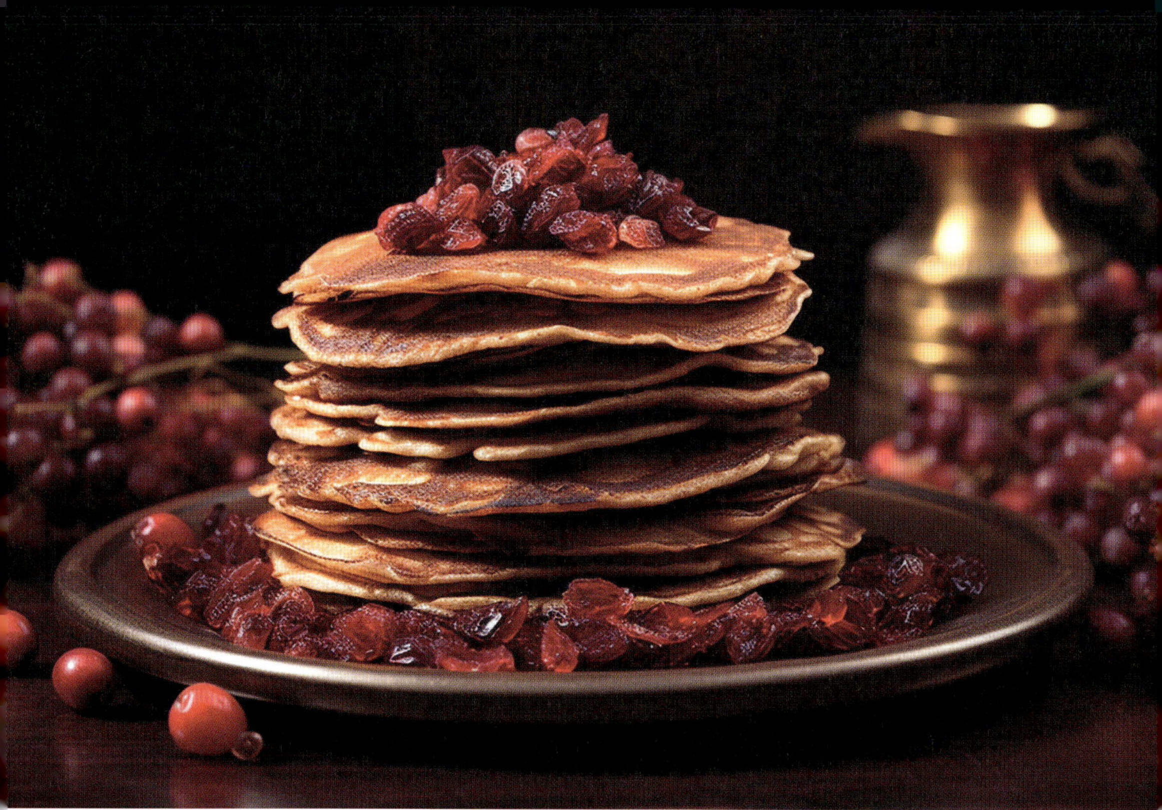

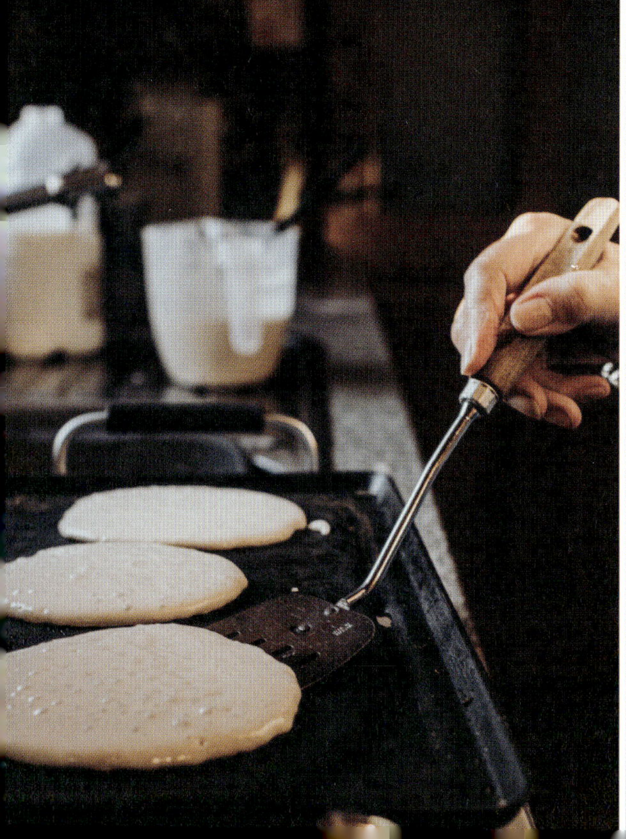

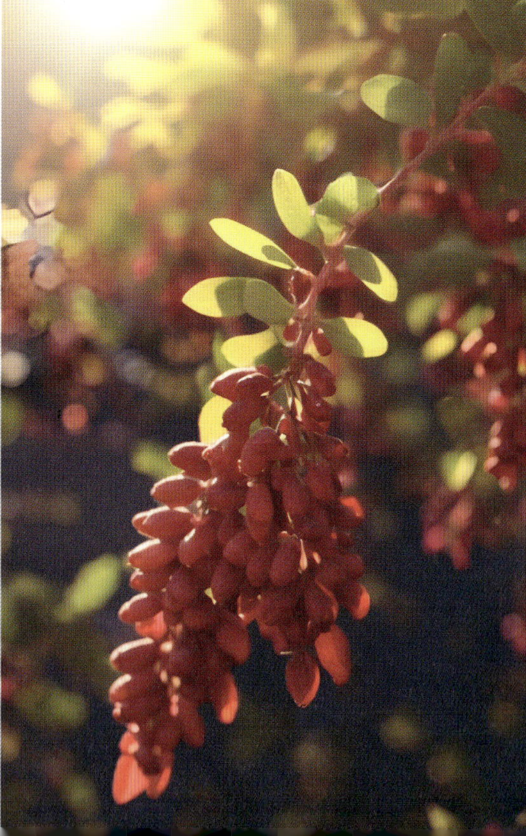

BERBERITZEN-PANCAKES

Rezept für vier Personen

Zutaten:

- 1 Tasse Mehl (vorzugsweise Vollkorn)
- ½ Tasse eingeweichte Berberitzenfrüchte
- 1 großes Ei
- 1 Tasse Milch (Kuhmilch oder pflanzliche Alternative)
- 1 TL Backpulver
- eine Prise Salz
- 2 EL ungesüßtes Apfelmus (optional für mehr Feuchtigkeit)
- 1 TL Vanilleextrakt
- Butter oder Öl zum Ausbacken

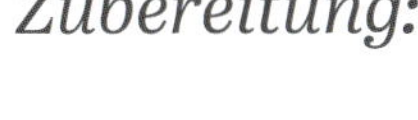

Zubereitung:

Vor dem Einfügen in den Teig die Berberitzenfrüchte etwa 20 Minuten in warmem Wasser einweichen. Danach abgießen und trocken tupfen.

In einer großen Schüssel Mehl, Backpulver und Salz vermischen.
In einer separaten Schüssel Ei, Milch, Vanilleextrakt und optional Apfelmus verquirlen.

Die flüssigen Zutaten zu den trockenen geben und gut vermischen, jedoch nicht zu viel rühren, damit die Pancakes fluffig werden.
Die Berberitzenfrüchte vorsichtig unter den Teig heben.
Eine Pfanne auf mittlerer Hitze vorheizen und mit Butter oder Öl einfetten. Für jeden Pancake eine kleine Kelle Teig in die Pfanne geben und von beiden Seiten goldbraun backen.

Die Pancakes können mit Ahornsirup, Honig oder frischen Früchten serviert werden.

Die Berberitzen-Pancakes bieten eine willkommene Geschmacksvielfalt und bringen nicht nur Farbe, sondern auch eine leichte Säure in das Gericht, die hervorragend mit dem süßen Ahornsirup oder Honig harmoniert.

Berberitzenfrüchte sind nicht nur in kreativen Rezepten wie diesen Pancakes wundervoll. Sie stellen auch eine fantastische Ergänzung zum Frühstücksmüsli dar oder können einfach so als Snack zwischendurch genossen werden. Ihr leicht säuerlicher Geschmack und ihre Nährstoffdichte machen sie zu einer gesunden und köstlichen Option für vielfältige kulinarische Anwendungen.

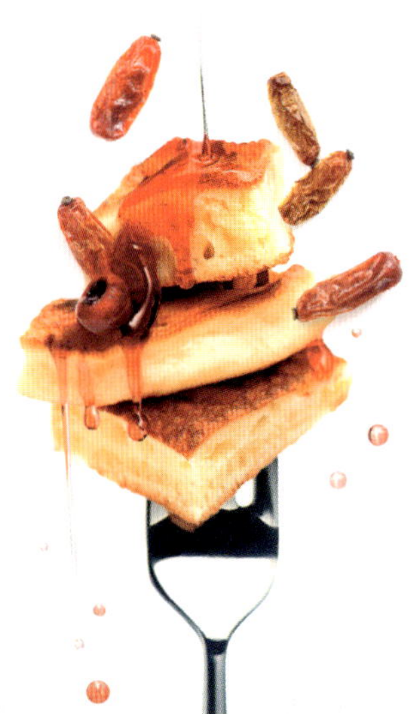

BERBERITZEN-GRANOLA-BARS

Ein Energieschub für unterwegs

Zutaten:

- 2 Tassen Haferflocken
- 1 Tasse Nüsse oder Samen (Mandeln, Walnüsse, Sonnenblumenkerne etc.)
- ½ Tasse eingeweichte Berberitzenfrüchte
- ½ Tasse Honig oder Ahornsirup
- ¼ Tasse Kokosöl oder ungesalzene Butter, geschmolzen
- 1 TL Vanilleextrakt
- Eine Prise Salz
- Optional: ½ Tasse dunkle Schokoladenstücke oder getrocknete Früchte

Zubereitung:

Heizen Sie den Ofen auf 180° C vor. Eine rechteckige Backform (ca. 20 x 30 cm) mit Backpapier auslegen.
In einer großen Schüssel Haferflocken, Nüsse oder Samen und Berberitzenfrüchte vermischen.
In einer separaten Schüssel Honig oder Ahornsirup, geschmolzenes Kokosöl und Vanilleextrakt gut vermischen.

Die feuchten Zutaten zu den trockenen geben und gründlich vermengen. Falls gewünscht, Schokoladenstücke oder andere getrocknete Früchte hinzufügen.

Die Mischung gleichmäßig in die vorbereitete Backform drücken. Im vorgeheizten Ofen für etwa 20–25 Minuten backen bzw. so lange, bis die Ränder goldbraun sind.
Nach dem Backen vollständig abkühlen lassen. Anschließend in Riegel schneiden.

Variationen:
Sie können Nussbutter hinzufügen, um die Riegel saftiger zu machen.
Für zusätzlichen Geschmack können Gewürze wie Zimt oder Muskat hinzugefügt werden.

Berberitzen-Granola-Bars sind der ideale Snack für unterwegs, ob auf einer Wanderung, nach dem Sport oder einfach als schnelle Energieladung während eines geschäftigen Tages. Sie sind reich an Ballaststoffen, Proteinen und gesunden Fetten, die lang anhaltende Energie liefern. Die Berberitzenfrüchte verleihen den Riegeln nicht nur einen besonderen Geschmack, sondern bieten auch eine Vielzahl gesundheitlicher Vorteile. Sie sind leicht zu machen und lassen sich wunderbar an Ihren eigenen Geschmack anpassen.

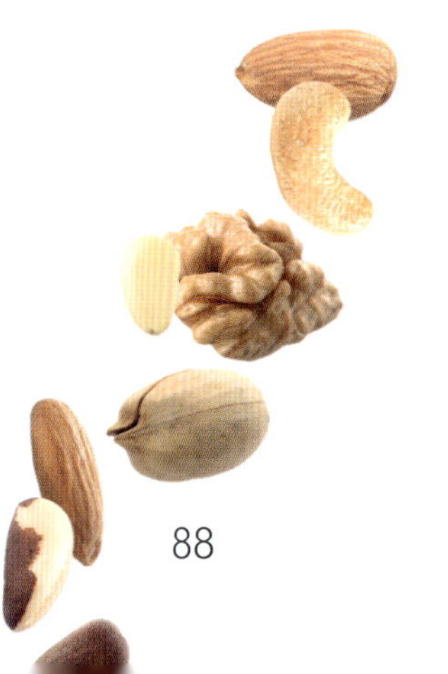

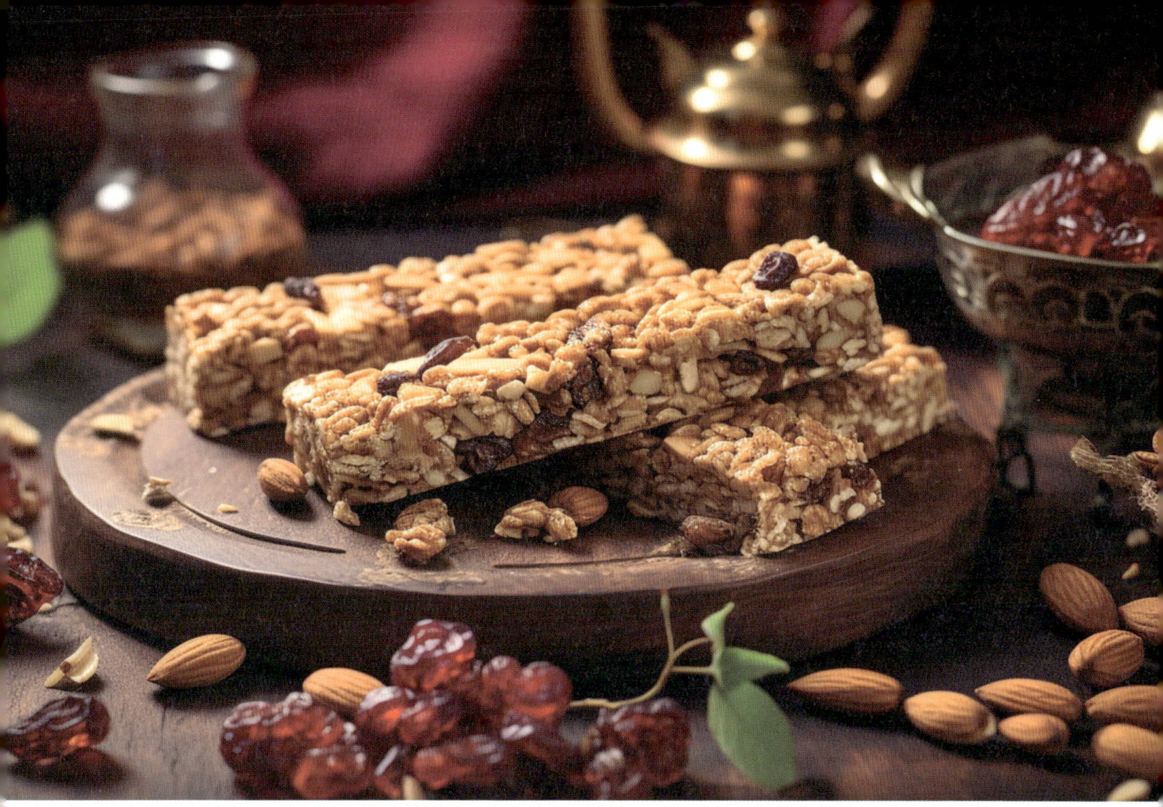

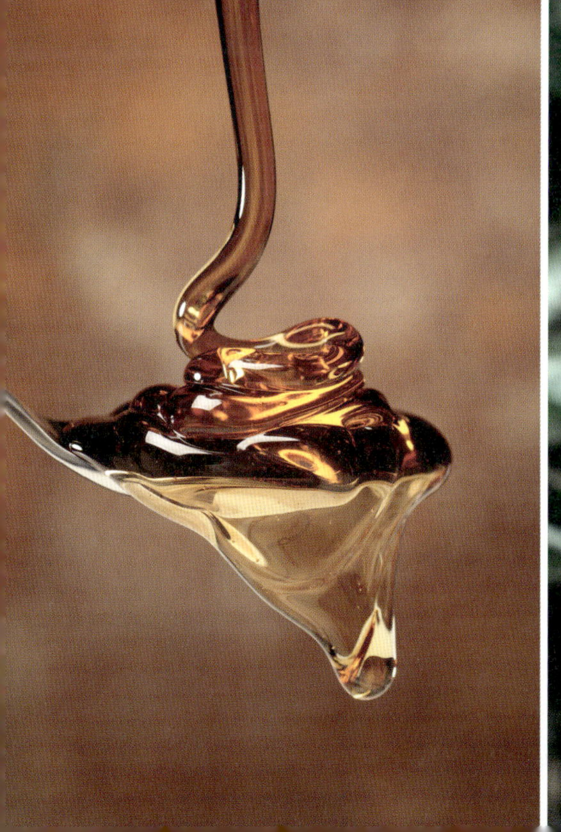

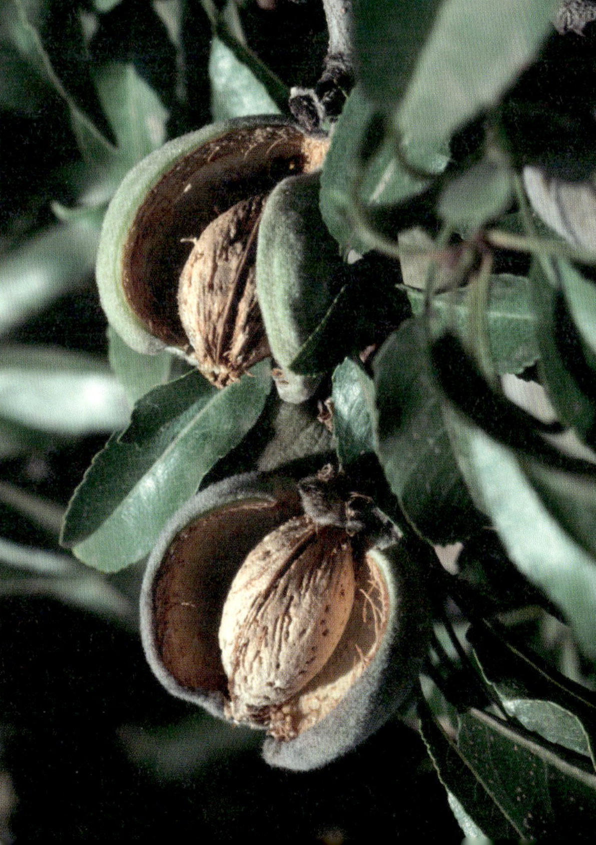

BERBERITZENTINKTUREN

In der vielseitigen Welt der Pflanzen und Kräuter nehmen Tinkturen einen besonderen Platz ein, indem sie die kraftvollen Inhaltsstoffe konzentrieren und somit ein Potpourri an gesundheitsfördernden Eigenschaften in einem kleinen Fläschchen bieten. Eine Tinktur, die die außergewöhnlichen Eigenschaften der Berberitze einfängt, steht in dieser Tradition und bietet eine praktikable Methode, die vielen Vorteile dieser einzigartigen Beere in den Alltag zu integrieren.

Für die Herstellung einer solchen Tinktur können sowohl frische als auch getrocknete Berberitzenfrüchte verwendet werden, wobei jede Variante ihre eigenen spezifischen Vorteile bietet.

Ein besonderer Fokus unserer Methode liegt darauf, die Tinktur nicht auf Alkoholbasis herzustellen. Dies entspricht nicht nur einem gesundheitsbewussten Ansatz, sondern ist insbesondere dann ratsam, wenn es darum geht, die Leber- und Magengesundheit zu fördern. Ein alkoholhaltiges Mittel könnte hier kontraproduktiv wirken.

Der erste Schritt im Herstellungsprozess besteht darin, die qualitativ hochwertigsten Berberitzenfrüchte auszuwählen – egal, ob frisch oder getrocknet. Dies stellt sicher, dass die Tinktur die höchste Konzentration an wertvollen Inhaltsstoffen enthält.

Die nachfolgend angeführte detaillierte Anleitung zur Herstellung Ihrer eigenen Berberitzentinktur vereinigt sowohl traditionelle Methoden, die schon seit Jahrhunderten von Heilpraktikern angewendet werden, mit modernen therapeutischen Ansätzen, die sich aus aktuellen wissenschaftlichen Erkenntnissen speisen.

Eine Berberitzentinktur kann eine Bereicherung sowohl für Ihre Küche als auch für Ihre Gesundheit sein. Ob als tägliches Tonikum, das alleine oder in Smoothies, Tees oder Säften verwendet wird, oder als kreativer Zusatz zu kulinarischen Delikatessen – die Berberitzentinktur wird schnell zu einem unverzichtbaren Bestandteil Ihrer Wellness-Routine werden.

Begleiten Sie uns auf dieser Entdeckungsreise und lernen Sie, wie Sie einen wahren Heiltrank aus Berberitzenfrüchten herstellen können, der nicht nur Ihren Gaumen, sondern auch Ihr Wohlbefinden erfreut.

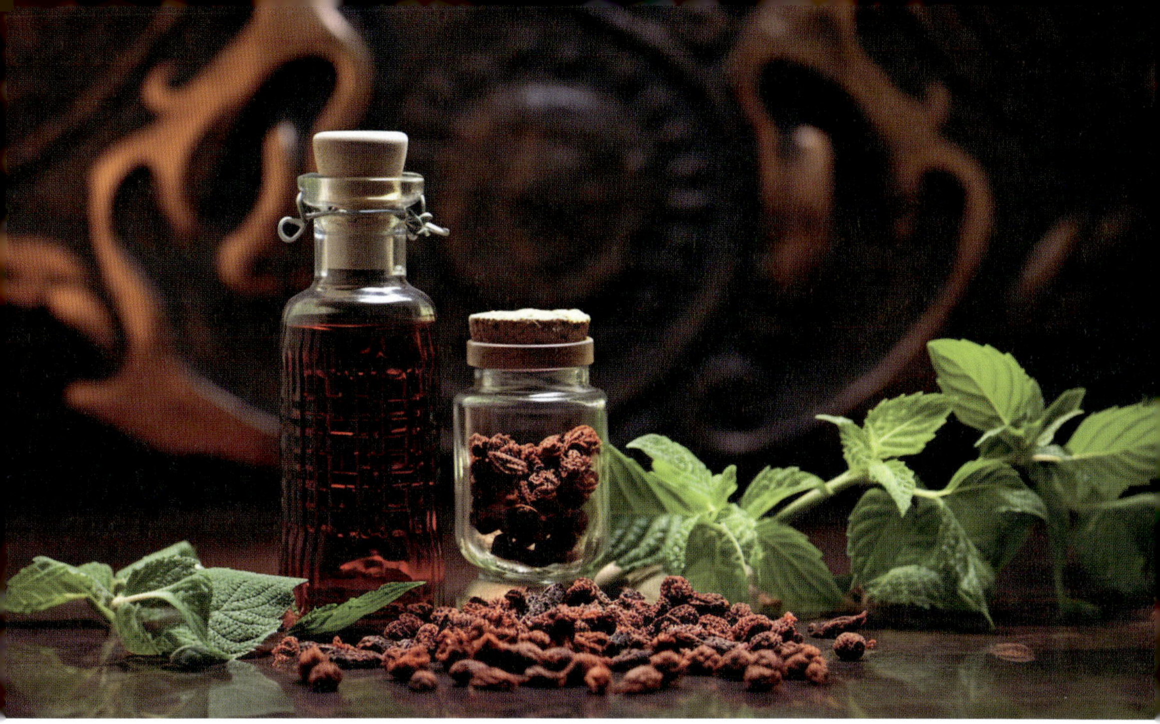

BERBERITZEN-MINZE-TINKTUR AUF OXYMEL-BASIS

Zutaten:

- 100 g getrocknete Berberitzen-früchte
- Eine Handvoll frische Minzeblätter
- 500 ml Apfelessig (Bio)
- 200 g Honig (Bio)

Benötigte Utensilien:

- 1 luftdicht verschließbares Glasgefäß (ca. 1 Liter Fassungsvermögen)
- 1 Sieb
- 1 Trichter
- Dunkle Flaschen zur Aufbewahrung
- Kochtopf
- 1 Holzlöffel

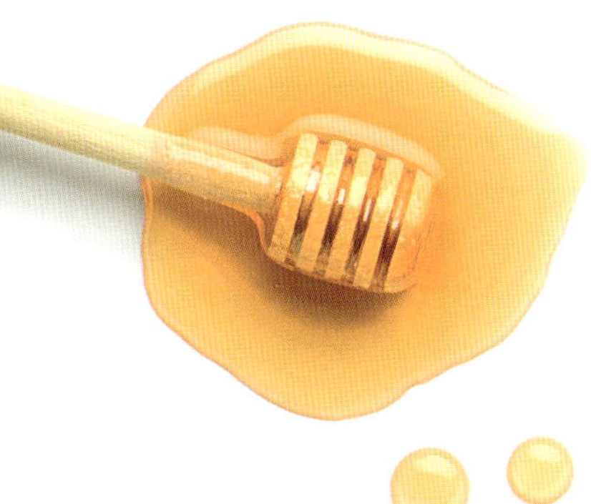

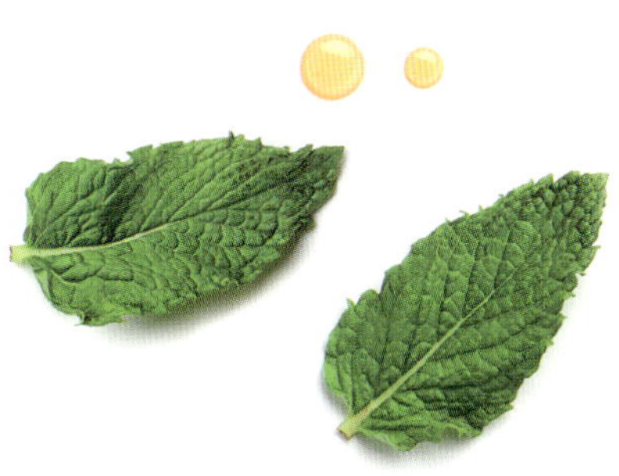

Zubereitung:

Waschen Sie die getrockneten Berberitzenfrüchte und die Minzeblätter gründlich unter fließendem Wasser. Lassen Sie die Berberitzenfrüchte und die Minze anschließend gut abtropfen.

Nachdem Sie das luftdicht verschließbare Glasgefäß sorgfältig mit kochendem Wasser sterilisiert haben, geben Sie die Berberitzen und die Minzeblätter in das Glasgefäß.

Erhitzen Sie den Apfelessig in einem Kochtopf, aber lassen Sie ihn nicht kochen. Fügen Sie den Honig hinzu und rühren Sie die Mischung mit einem Holzlöffel, bis sich der Honig vollständig im Essig aufgelöst hat.

Gießen Sie die warme Oxymel-Mischung (Apfelessig und Honig) über die Berberitzen und Minze in das Glasgefäß. Achten Sie darauf, dass die Zutaten vollständig bedeckt sind.

Verschließen Sie das Glasgefäß luftdicht und schütteln Sie es mehrmals gut durch, damit sich alle Zutaten vermischen. Lagern Sie das Gefäß an einem kühlen, dunklen Ort.

Lassen Sie die Tinktur für zwei Wochen ziehen. Schütteln Sie das Gefäß alle zwei Tage gut durch, um die Inhaltsstoffe optimal zu extrahieren und eventuelle Schimmelbildung zu vermeiden.

Nach zwei Wochen öffnen Sie das Glasgefäß und sieben Sie die Tinktur in einen sauberen Kochtopf.

Verwenden Sie einen Trichter, um die Tinktur in dunkle Flaschen abzufüllen. Verschließen Sie die Flaschen gut.

Bewahren Sie die fertige Tinktur kühl und dunkel auf. Sie ist bis zu einem Jahr haltbar, wenn sie korrekt gelagert wird.

Ihre Berberitzen-Minze-Tinktur auf Oxymel-Basis ist nun fertig und kann als ergänzendes Mittel für verschiedene gesundheitliche Anwendungen verwendet werden.

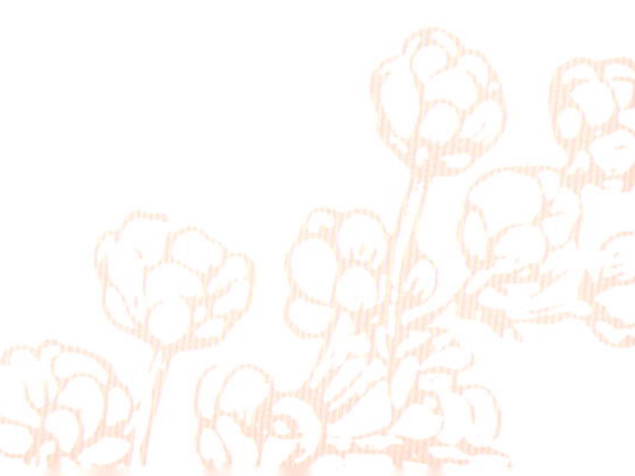

Erwerb qualitativ hochwertiger Berberitzenfrüchte

Es ist eine unbestreitbare Tatsache, dass die Qualität eines Endprodukts in großem Maße von der Qualität der verwendeten Rohstoffe abhängt. In dieser Hinsicht ist die Berberitze keine Ausnahme.

Vor allem im Gesundheitsbereich – und auch Nahrungsergänzungsmittel wie die Berberitzenfrucht fallen darunter – ist Qualität ein wesentliches, wenn nicht sogar das entscheidende Kriterium. Es macht keinen Sinn, Produkte mit zweifelhafter Herkunft zu konsumieren, um damit etwas für seine Gesundheit tun zu wollen, wenn man dann Gefahr läuft, mit dieser Einnahme ungewollte gesundheitliche Probleme zu bekommen.

Insofern ist der Erwerb qualitativ hochwertiger Berberitzenfrüchte entscheidend für den erwünschten Erfolg, und das gilt für die kulinarische Verwendung ebenso wie für die Herstellung heilender Tinkturen.

In der Welt der Berberitzenfrucht ist eine Vielzahl an Faktoren zu berücksichtigen, um eine fundierte Kaufentscheidung treffen zu können. Diese reichen von der Kenntnis der Herkunftsregion bis hin zur Unterscheidung zwischen verschiedenen Sorten und Qualitäten, die auf dem Markt erhältlich sind.

Die überwiegende Mehrheit der weltweit geernteten Berberitzenfrüchte stammt aus dem Iran, der für etwa 98 % der globalen Produktion verantwortlich ist. Besonders die Region Khorasan im Nordosten des Landes ist bekannt für den Anbau dieser säuerlichen Frucht. Die klimatischen Bedingungen und das reiche kulturelle Erbe dieser Gegend sind eng mit der Tradition des Berberitzenanbaus verwoben, was den Iran zum größten Produzenten dieser begehrten Beeren macht.

Und wo bekommt man nun bei uns Berberitzenfrüchte in hoher Qualität?

Beginnen wir mit dem traditionellen Weg: die persischen Lebensmittelhändler, die es in vielen deutschsprachigen Großstädten gibt. Diese bieten oft eine exklusive Auswahl an Berberitzenfrüchten, die direkt aus dem Herzen Persiens importiert wurden. In diesen Geschäften trifft Tradition auf Qualität, wodurch Sie nicht nur erstklassige Berberitzenfrüchte, sondern auch eine authentische Erfahrung erwarten können. Ein Besuch in solchen Geschäften ermöglicht es Ihnen zudem, die reiche Kultur und Geschichte Persiens über dessen kulinarische Schätze zu erleben. Oft auch verbunden mit dem intensiven Duft zahlreicher Gewürze.

Online gibt es ebenfalls einige vertrauenswürdige Plattformen, die Ihnen die bequeme Möglichkeit bieten, sich qualitativ hochwertige Berberitzenfrüchte in jeden Winkel der Welt liefern zu lassen.

Beim Einkauf sollten Sie auf die Herkunftsregion der Berberitzenfrucht achten, da diese einen wesentlichen Einfluss auf den Geschmack, die Qualität und die Heilwirkung haben kann. Versuchen Sie, so viel wie möglich über die verschiedenen Anbaugebiete zu erfahren, um eine fundierte Entscheidung treffen zu können.

NUR DAS BESTE – EINE CHECKLISTE FÜR KÄUFER

Beim Kauf von Berberitzenfrüchten kommt es darauf an, ein wachsames Auge zu haben und qualitätsbewusste Entscheidungen zu treffen. Um Ihnen hierbei zu helfen, haben wir eine Checkliste erstellt, die Sie bei Ihrem nächsten Einkauf begleiten soll.

Herkunftsland und -region: Der Iran ist der größte Produzent von Berberitzenfrüchten weltweit, und hierbei sind Provinzen wie Khorasan und Fars besonders bekannt für ihre ausgezeichnete Qualität. Die Kenntnis der spezifischen Anbauregion kann Ihnen also helfen, die Qualität des Produkts besser einzuschätzen.

Produktbeschreibung: Achten Sie auf eine ausführliche Produktbeschreibung, die Informationen über die Sorte, den Geschmack und mögliche Verwendungszwecke der Berberitzen enthalten muss.

Zertifikate und Qualitätssiegel: Qualitativ hochwertige Produkte werden oft mit Zertifikaten und Qualitätssiegeln ausgezeichnet. Achten Sie auf diese, um sicherzustellen, dass Sie ein Produkt von hoher Güte erhalten.

Kundenbewertungen und -rezensionen: Nutzen Sie das Feedback anderer Kunden, um einen Eindruck von der Qualität und dem Service des Anbieters zu bekommen.

Verpackung: Die Verpackung sollte die Berberitzen vor Licht und Feuchtigkeit schützen, um ihre Haltbarkeit zu gewährleisten. Ein transparenter Verpackungsteil ermöglicht es Ihnen, das Produkt vor dem Kauf zu inspizieren.

Preis-Leistungs-Verhältnis: Obwohl hohe Qualität oft ihren Preis hat, sollte das Preis-Leistungs-Verhältnis stimmen. Vergleichen Sie die Preise verschiedener Anbieter, um das beste Angebot zu finden. Beim Kauf von Berberitzenfrüchten ist es ratsam, sich an den gängigen Marktstandards zu orientieren. 2023 lag ein fairer Preis für ein Kilogramm qualitativ hochwertiger Berberitzenfrüchte bei etwa 25 bis 30 Euro. Es ist jedoch wichtig zu betonen, dass dieser Preis Schwankungen unterliegen kann, bedingt durch verschiedene Faktoren wie Saison, Ernteausbeute und Marktnachfrage.

Frische: Frische Berberitzenfrüchte sollten prall und von leuchtend roter bis dunkelroter Farbe sein, was ein Indikator für ihre Frische und Reife ist. Sie sollten frei von Schäden und Verfärbungen sein, und ihre Oberfläche sollte glatt und unbeschädigt sein. Sie müssen im Kühlschrank aufbewahrt werden, um ihre Frische zu behalten, und sollten innerhalb einer kurzen Zeitspanne nach dem Kauf verbraucht werden. Getrocknete Berberitzen hingegen weisen einen dunkleren Farbton auf, von tiefrot bis fast schwarz, je nach Trocknungsgrad. Sie sollten eine gleichmäßige Farbe aufweisen und frei von Schimmel und einem muffigen Geruch sein. Die getrockneten Früchte sollten noch eine gewisse Restfeuchte aufweisen, damit sie nicht zu hart sind. Sie sollten an einem kühlen, trockenen und dunklen Ort aufbewahrt werden, um ihre Haltbarkeit zu verlängern und den optimalen Erhalt der Nährstoffe zu gewährleisten.

Diese Checkliste hilft Ihnen, beim Kauf von Berberitzen auf gute Qualität zu achten. Wenn Sie diese Punkte beachten, werden Sie nicht nur köstliche, sondern auch qualitativ hochwertige Berberitzen kaufen können.

Resümee

In diesem Buch haben wir uns mit einer in Europa noch immer wenig bekannten Frucht und ihren vielfältigen Verwendungsmöglichkeiten beschäftigt. Wir sind ihren historischen Spuren gefolgt, haben uns mit ihrer Verwendung als Nahrungsmittel beschäftigt, haben sie als Heilmittel gegen bestimmte Beschwerden kennengelernt, einiges über ihren Anbau und ihre Ernte erfahren und zuletzt auch Tipps für den Erwerb hochwertiger Produkte bekommen.

Ziel war es, nicht nur den reinen Nutzen der Berberitzenfrucht zu vermitteln, sondern auch eine Vielzahl von Möglichkeiten aufzuzeigen, wie sie in verschiedenen Zubereitungsformen genossen werden kann. Dadurch wurde die Berberitzenfrucht als elementarer Bestandteil einer gesunden und ausgewogenen Ernährung vorgestellt. Wir laden Sie ein, sie als täglichen Begleiter zu entdecken, der nicht nur durch seine vielfältigen gesundheitlichen Vorteile, sondern auch durch seinen einzigartigen Geschmack überzeugt.

WICHTIGSTE PUNKTE IM ÜBERBLICK

Gesundheit und Wohlbefinden

Die moderne klinische Forschung belegt, dass der regelmäßige Verzehr von Berberitzenfrüchten präventiv gegen eine Reihe von Gesundheitsproblemen wirken kann. Besonders bekannt sind ihre positive Wirkung auf das Leber-Galle-System, die Stärkung des Darmtrakts und damit des Immunsystems. Berberitzen stabilisieren den Blutzuckerspiegel, was für Typ-2-Diabetiker besonders vorteilhaft ist, und unterstützen die Gewichtsreduktion sowie die Reinigung der Haut.

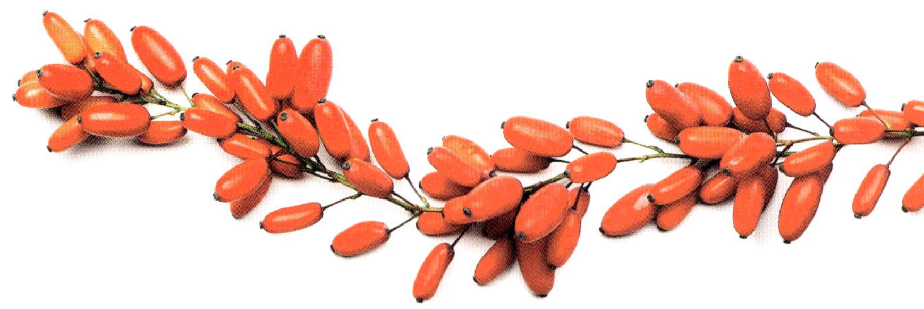

Kulinarische Vielfalt

Die Berberitzenfrucht ist ein kulinarisches Wundermittel. Sie findet Verwendung in Salaten, Soßen oder als Zutat in Reisgerichten. Getrocknet verleiht sie den Gerichten eine besondere Note. Ihre Vielseitigkeit macht sie zu einer exzellenten Zutat sowohl in der persischen als auch in der europäischen Küche.

Nahrungsergänzung

Berberitzenfrüchte sind eine hervorragende Ergänzung im täglichen Speiseplan. Beginnen Sie den Tag mit einem Berberitzen-Smoothie oder streuen Sie einige Beeren über Ihr Müsli oder Joghurt. Auch als gesunder Snack zwischendurch sind sie ideal.

Natürliche Schönheitspflege

Die Berberitze hat auch in der natürlichen Schönheitspflege ihren Platz. Die in den Beeren enthaltenen Vitamine und Mineralstoffe tragen zur Hautpflege bei und lassen sie strahlen. Eine Maske aus Berberitzenpulver kann helfen, Unreinheiten zu reduzieren und die Haut zu straffen.

Ausblick und Einladung zum Dialog

Wir hoffen, dass dieses Buch ein Anstoß für weitere klinische Forschungen über die Berberitzenfrucht sein wird. Wir sind überzeugt, dass es noch viel über diese rubinrote Beere aus Persien zu entdecken gibt. Zum Abschluss möchten wir Sie einladen, sich am Dialog über die Berberitzenfrucht zu beteiligen. Teilen Sie Ihre Erfahrungen, sei es durch das Ausprobieren von Rezepten oder durch die Verwendung der Berberitzenfrucht in Ihrer täglichen Gesundheitspflege.

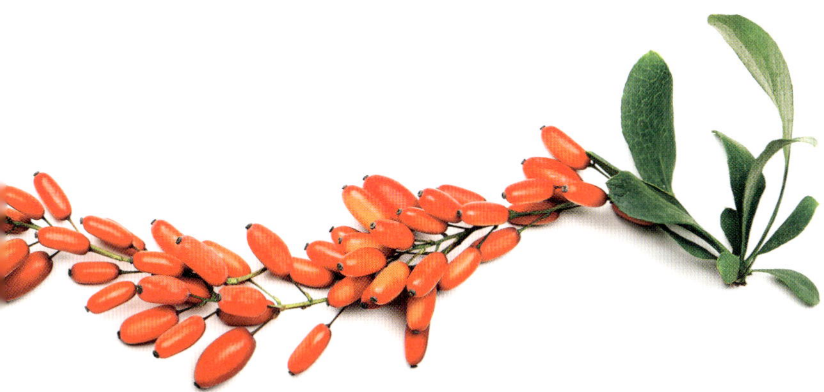

Literatur

1 Hinz, W. (1964). Das Reich Elam. Kohlhammer Verlag.

2 Koch, H. (2007). Frauen und Schlangen. Die geheimnisvolle Kultur der Elamer in Alt-Iran. Verlag Philipp von Zabern.

3 Wiesehöfer, J. (1998). Das Antike Persien. Artemis & Winkler Verlag.

4 Schmitt, R., ACHAEMENID DYNASTY. In: Encyclopædia Iranica, I/4, pp. 414–426: http://www.iranicaonline.org/articles/achaemenid-dynasty

5 Yarshater, E. (Ed.) (2004). *The History of Medicine in Iran*. Encyclopaedia *Iranica. New York.*

6 Keyhani, A. (2018). *The Golden Age of Science and Medicine in Iran (780 C.E.–1131 C.E.).* Nook Press.

7 Bosworth, C.E. Abd-Al-Malek B. Nuh. In: Encyclopædia Iranica, I/2, pp. 127–128; http://www.iranicaonline.org/articles/abd-al-malek-b-nuh-b-mansur-samanid-ruler-in-khorasan-and-transoxania-r-999

8 Smith, R.D. (1980). Avicenna and the Canon of Medicine: A millennial tribute. In: *The Western Journal of Medicine* 133:367–370.

9 Bakhtiar, L. (2013). Avicenna on the Healing Properties of Minerals, Plants, Herbs and Animals and Minerals from the Canon of Medicine Volume 2. Kazi Publications, Inc.

10 Yavari, M. (Ed.) (2021). *Hot and Cold Theory: The Path Towards Personalized Medicine*. Springer.

11 Loeffler, A. (2017). *Allopathy Goes Native: Traditional Versus Modern Medicine in Iran*. I.B. Tauris.

12 Nadjafi, F., Schulz, H., Emami, A. (2023). *Medicinal plants Used in Traditional Persian Medicine.* CAB International.

13 Moradi, B., Javan, I. (2015). *Berberitze. Eine morphologische Analyse*. Universität Goonbad-Kavous (Persisches Dokument).

14 Bakhtiar, L. (2012). *The Canon of Medicine. Volume 2 (Part 1). Natural Pharmaceuticals. Avicenna*. Kazi Publications, Inc.

15 Imenshahidi, M., Hosseinzadeh, H. (2019). Berberine and barberry (Berberis vulgaris): A clinical review. In: Phytother Res. Mar;33(3):504–523. doi: 10.1002/ptr.6252. Epub 2019 Jan 13. PMID: 30637820.

16 Naghizadeh, A., Salamat, M., Hamzeian, D. et al. (2021). Iranian traditional medicine General Ontology and knowledge base. In: J Biomed Semantics. Apr 16;12(1):9. doi: 10.1186/s13326-021-00237-1. PMID: 33863373; PMCID: PMC8052758.

17 Zhang, W., Xu, J. H., Yu, T., Chen, Q.K. (2019). Effects of berberine and metformin on intestinal inflammation and gut microbiome composition in db/db mice. Biomedicine & pharmacotherapy = Biomedecine & pharmacotherapie, 118, 109131. https://doi.org/10.1016/j.biopha.2019.109131

18 Wang, H., Zhang, H., Gao, Z., Zhang, Q., Gu, C. (2022). The mechanism of berberine alleviating metabolic disorder based on gut microbiome. Frontiers in cellular and infection microbiology, 12, 854885. https://doi.org/10.3389/fcimb.2022.854885

19 Zhang, Y., Gu, Y., Ren, H., Wang, S., Zhong, H., Zhao, X., Ma, J., Gu, X., Xue, Y., Huang, S., Yang, J., Chen, L., Chen, G., Qu, S., Liang, J., Qin, L., Huang, Q., Peng, Y., Li, Q., Wang, X., ... Wang, W. (2020). Gut microbiome-related effects of berberine and probiotics on type 2 diabetes (the PREMOTE study). Nature communications, 11(1), 5015. https://doi.org/10.1038/s41467-020-18414-8

20 Chen, C., Lu, M., Pan, Q., Fichna, J., Zheng, L., Wang, K., Yu, Z., Li, Y., Li, K., Song, A., Liu, Z., Song, Z., Kreis, M. (2015). Berberine Improves Intestinal Motility and Visceral Pain in the Mouse Models Mimicking Diarrhea-Predominant Irritable Bowel Syndrome (IBS-D) Symptoms in an Opioid-Receptor Dependent Manner. PloS one, 10(12), e0145556. https://doi.org/10.1371/journal.pone.0145556

21 Chen, C., Yu, Z., Li, Y., Fichna, J., Storr, M. (2014). Effects of berberine in the gastrointestinal tract – a review of actions and therapeutic implications. The American journal of Chinese medicine, 42(5), 1053–1070. https://doi.org/10.1142/S0192415X14500669

22 Cheng, Z.F., Zhang, Y. Q., Liu, F.C. (2009). Berberine against gastrointestinal peptides elevation and mucous secretion in hyperthyroid diarrheic rats. Regulatory peptides, 155(1–3), 145–149. https://doi.org/10.1016/j.regpep.2008.12.008

23 Rabbani, G.H., Butler, T., Knight, J., Sanyal, S.C., & Alam, K. (1987). Randomized controlled trial of berberine sulfate therapy for diarrhea due to enterotoxigenic Escherichia coli and Vibrio cholerae. The Journal of infectious diseases, 155(5), 979–984. https://doi.org/10.1093/infdis/155.5.979

24 Zhang, L., Wu, X., Yang, R., Chen, F., Liao, Y., Zhu, Z., Wu, Z., Sun, X., Wang, L. (2021). Effects of Berberine on the Gastrointestinal Microbiota. Frontiers in cellular and infection microbiology, 10, 588517. https://doi.org/10.3389/fcimb.2020.588517

25 Habtemariam S. (2020). Berberine pharmacology and the gut microbiota: A hidden therapeutic link. Pharmacological research, 155, 104722. https://doi.org/10.1016/j.phrs.2020.104722

26 Runbin, S., Bo, K, Na, Y., Bei, C., Dong, F., Xiaoyi, Y, Chun, G., ..., Jiye, A. Drug Metabolism and Disposition March 1, 2021, 49 (3) 276–286; DOI: https://doi.org/10.1124/dmd.120.000215

27 Wei, X., Wang, C., Hao, S., Song, H., Yang, L. (2016). The Therapeutic Effect of Berberine in the Treatment of Nonalcoholic Fatty Liver Disease: A Meta-Analysis. *Evidence-based complementary and alternative medicine: eCAM*, *2016*, 3593951. https://doi.org/10.1155/2016/3593951

28 Wolf, P.G., Devendran, S., Doden, H.L. *et al.* Berberine alters gut microbial function through

modulation of bile acids. *BMC Microbiol* 21, 24 (2021). https://doi.org/10.1186/s12866-020-02020-1

29 Moreira, E.S., Ames-Sibin, A.P., Bonetti, C.I., Leal, L.E., Peralta, R.M., de Sá-Nakanishi, A.B., ... Bracht, L. (2022). The short-term effects of berberine in the liver: Narrow margins between benefits and toxicity. Toxicology Letters, 368, 56–65. https://doi.org/10.1016/j.toxlet.2022.08.005

30 Shidfar, F., Ebrahimi, S.S., Hosseini, S., Heydari, I., Shidfar, S., Hajhassani, G. (2012). The Effects of Berberis vulgaris Fruit Extract on Serum Lipoproteins, apoB, apoA-I, Homocysteine, Glycemic Control and Total Antioxidant Capacity in Type 2 Diabetic Patients. Iran J Pharm Res. Abgerufen von https://pubmed.ncbi.nlm.nih.gov/24250489/

31 Cicero, A.F., Rovati, L.C., Setnikar, I. (2007). Eulipidemic effects of berberine administered alone or in combination with other natural cholesterol-lowering agents. Arzneimittelforschung. Abgerufen von https://pubmed.ncbi.nlm.nih.gov/17341006/

32 Ataei, S., Kesharwani, P., Sahebkar, A. (2022). Berberine: Ins and outs of a nature-made PCSK9 inhibitor. EXCLI J. Abgerufen von https://www.ncbi.nlm.nih.gov/pmc/articles/PMC9650693/

33 Ju, J., Li, J., Lin, Q., Xu, H. (2018). Efficacy and safety of berberine for dyslipidaemias: A systematic review and meta-analysis of randomized clinical trials. Phytomedicine. Abgerufen von https://pubmed.ncbi.nlm.nih.gov/30466986/

34 Guo, J., Chen, H., Zhang, X., Lou, W., Zhang, P., Qiu, Y., ... Liu, W. J. (2021). The Effect of Berberine on Metabolic Profiles in Type 2 Diabetic Patients: A Systematic Review and Meta-Analysis of Randomized Controlled Trials. Oxid Med Cell Longev, 2021, 2074610. Abgerufen von https://pubmed.ncbi.nlm.nih.gov/34956436/

35 Xie, W., Su, F., Wang, G., Peng, Z., Xu, Y., Zhang, Y., ... Chen, R. (2022). Glucose-lowering effect of berberine on type 2 diabetes: A systematic review and meta-analysis. Front Pharmacol, 13, 1015045. Abgerufen von https://www.frontiersin.org/articles/10.3389/fphar.2022.1015045/full

36 Zhang, Y., Li, X., Zou, D., Liu, W., Yang, J., Zhu, N., ... Ning, G. (2008). Treatment of type 2 diabetes and dyslipidemia with the natural plant alkaloid berberine. J Clin Endocrinol Metab, 93(7), 2559–2565. Abgerufen von https://pubmed.ncbi.nlm.nih.gov/18397984/

37 Dong, H., Wang, N., Zhao, L., Lu, F. (2012). Berberine in the treatment of type 2 diabetes mellitus: a systemic review and meta-analysis. Evid Based Complement Alternat Med, 2012, 591654. Abgerufen von https://pubmed.ncbi.nlm.nih.gov/23118793/

38 Liang, Y., Xu, X., Yin, M., Zhang, Y., Huang, L., Chen, R., ... Ni, J. (2019). Effects of berberine on blood glucose in patients with type 2 diabetes mellitus: a systematic literature review and a meta-analysis. Endocr J, 66(1), 51–63. Abgerufen von https://pubmed.ncbi.nlm.nih.gov/30393248/

39 Hu, Y., Ehli, E.A., Kittelsrud, J., Ronan, P.J., Munger, K., Downey, T., … Davies, G.E. (2012). Lipid-lowering effect of berberine in human subjects and rats. Phytomedicine, 19(10), 861–867. Abgerufen von https://www.sciencedirect.com/science/article/abs/pii/S0944711312001870
40 Asbaghi, O., Ghanavati, M., Ashtary-Larky, D., Bagheri, R., Rezaei Kelishadi, M., Nazarian, B., … Alipour, M. (2020). The effect of berberine supplementation on obesity parameters, inflammation, and liver function enzymes: A systematic review and meta-analysis of randomized controlled trials. Clin Nutr ESPEN, 38, 43–49. Abgerufen von https://www.sciencedirect.com/science/article/abs/pii/S2405457720300802
41 Firouzi, F., Miraj, S., Kiani, S., Salehi, A. (2018). Barberry in the treatment of obesity and metabolic syndrome: possible mechanisms of action. Diabetes Metab Syndr Obes, 11, 699–705. Abgerufen von https://www.dovepress.com/barberry-in-the-treatment-of-obesity-and-metabolic-syndrome-possible-m-peer-reviewed-fulltext-article-DMSO
42 Zhao, J.V., Huang, X., Zhang, J., Chan, Y.H., Tse, H.F., Blais, J.E. (2023). Overall and Sex-Specific Effect of Berberine on Glycemic and Insulin-Related Traits: a Systematic Review and Meta-Analysis of Randomized Controlled Trials. *The Journal of nutrition*, *153*(10), 2939–2950. https://doi.org/10.1016/j.tjnut.2023.08.016
43 Fouladi R.F. (2012). Aqueous Extract of Dried Fruit of Berberis vulgaris L. in Acne vulgaris, a Clinical Trial. Journal of Dietary Supplements, 9(4). 253–261
44 Yuan, A., Zhuangzhuang, S., Yajuan, Z., Bin, L., Yuanyuan, G., Meisong, L. (2014). The use of berberine for women with polycystic ovary syndrome undergoing IVF treatment. Clin Endocrinol (Oxf) 80(3):425–431.
45 Stoffliste Deutschland Excelliste unter: https://www.bvl.bund.de/SharedDocs/Berichte/08_Stoffliste_Bund_Bundeslaender/Pflanzenliste_Eintraege_A-K_%202_Aufl_10_2020.html?nn=11035366&cms_dlConfirm=true

Abbildungsnachweis

Getty Images: Nikola Nastasic (2, 8, 12, 16, 24, 30, 54, 60, 63 Mitte, 68, 71–73 oben, 77, 81 oben rechts, 82–83 Mitte, 87 oben, 92 unten, 98), Jean-Philippe Tournut (links 18), Filippo Maria Bianchi (rechts 18), BornaMir (links 19), mikroman6 (rechts 19), len4foto (22–23), Hein Nouwens (33 Mitte), Juan Francisco Moreno Gamez (33 links), Volosina (33 oben rechts), Helin Loik-Tomson (33 rechts unten, 62), Tetra Images (49 links oben), Boy_Anupong (49 rechts oben), speakingtomato (56 inks oben), Maryviolet (56 rechts oben), JulPo (56 links unten), Mathisa_s (56 rechts unten), Ruslan Khismatov (59 links oben), Maksims Grigorjevs (59 rechts oben), Ferumov (59 links unten), Rod Hill (59 rechts Mitte), imageBROKER/Friedhelm Adam (59 rechts unten), white_caty (61), Irina Shisterova (64), TG23 (65 links unten), Arkadova (65 rechts unten), brebca (66 oben links), Deagreez (66 oben rechts), Magone (67, 91, 92), lvenks (69 links unten), Alireza Firouzi (69 rechts unten), JadeThaiCatwalk (70), Poravute (71 unten), Kseniya Ovchinnikova (72 links unten), bhofack2 (72–73 Mitte unten), Westend61 (73 rechts unten), elamas (74, 84), amstockphoto (75 links oben), ALLEKO (75 rechts oben), Waqar Hussain (75 unten), anandaBGD (76 oben links), TYNZA (76 rechts), by vesi_127 (76 unten links), Olesia Shadrina (78 oben links), AegeanBlue (78 oben rechts), yrabota (80 unten, 87 unten links), robynmac (80 oben), BRETT STEVENS (81 unten links), Westend61 (81 unten rechts), DoganKutukcu (82 unten links), gustavo ramirez (82 unten rechts), Paul Biris (85 oben links), Vladimir Mironov (85 oben rechts), Catherine Falls Commercial (86 links unten), Wirestock (86 rechts unten), Dina Belenko Photography (87 unten links), Liudmila Chernetska (88), LauriPatterson (89 links unten), George D. Lepp (89 rechts unten), yrabota (96–97)

Bernhard Sikora: 20–21, 25, 26, 28, 34, 35 links, 43–47, 50–51, 63, 65 oben, 66 unten, 69 oben, 78 unten, 81 oben, 83 unten, 85 unten, 86 oben, 89 oben, 91 oben

iStock.com: iStock KI-Generator (56 Mitte)

Envato Elements Pty Ltd: levinajuli (31), svitlanaozirna (35 rechts), picturepartners (42, 49 unten, 55)

Die Autoren

Priv.-Doz. Dr. med. Babak Bahadori ist Facharzt für Innere Medizin, Gastroenterologie und Hepatologie und leitet sein eigenes Ärztezentrum in Schladming (Österreich). Seit rund 30 Jahren gilt sein Arbeits- und Forschungsschwerpunkt dem Übergewicht und den damit verbundenen Erkrankungen.

Dr. phil. Afsaneh Gächter ist Medizinsoziologin und Medizinhistorikerin. Sie beschäftigt sich seit vielen Jahren mit der österreichisch-iranischen Medizingeschichte und ist Autorin mehrerer Publikationen auf diesem Gebiet.

Bernhard Sikora, BA ist Unternehmer im Gesundheitssektor, spezialisiert auf Marketing und innovative Geschäftsmodelle. Als Gründer bringt er neue Perspektiven und Ansätze in die Welt der Medizin und Pharmazie.